Springer

第2版

淋巴结影像解剖与诊断

〔美〕穆肯什·哈里辛汉尼 (Mukesh G. Harisinghani)　主编

叶剑定　主审

于　红　陈群慧　任　华　主译

北京科学技术出版社

First published in English under the title
Atlas of Lymph Node Anatomy ,edition:2
edited by Mukesh G. Harisinghani
Copyright ©Springer Nature Switerland AG,2021
This edition has been translated and published under licence from
Springer Nature Switerland AG. All Rights Reserved.

著作权合同登记号　图字：01-2024-3102

图书在版编目（CIP）数据

淋巴结影像解剖与诊断：第2版 ／（美）穆肯什·哈里辛汉尼（Mukesh G. Harisinghani）主编；于红，陈群慧，任华主译. --北京：北京科学技术出版社，2024.8 -- ISBN 978-7-5714-3986-6

Ⅰ．R733.404

中国国家版本馆CIP数据核字第2024WU7904号

策划编辑： 尤玉琢
责任编辑： 安致君
责任校对： 贾　荣
责任印制： 吕　越
封面设计： 申　彪
出 版 人： 曾庆宇
出版发行： 北京科学技术出版社
社　　址： 北京西直门南大街16号
邮政编码： 100035
电　　话： 0086-10-66135495（总编室）　　0086-10-66113227（发行部）
网　　址： www.bkydw.cn
印　　刷： 北京顶佳世纪印刷有限公司
开　　本： 787 mm×1092 mm　1/16
字　　数： 177千字
印　　张： 8
版　　次： 2024年8月第1版
印　　次： 2024年8月第1次印刷
ISBN 978-7-5714-3986-6

定　　价：120.00元

译者名单

主审 叶剑定

主译 于 红 陈群慧 任 华

译者 （以姓氏笔画为序）

于 红（上海市胸科医院）

于佳卉（上海市胸科医院）

王士卿（上海市胸科医院）

付 佳（北京清华长庚医院）

朱 莉（上海市胸科医院）

任 华（上海市胸科医院）

向意娟（湖南省妇幼保健院）

江一峰（上海市胸科医院）

邹 亚（上海市儿童医院）

沈 艳（上海市胸科医院）

张洪春（中国科学技术大学附属第一医院）

陈群慧（上海市胸科医院）

译者前言

淋巴结准确分期是影响原发性肿瘤临床诊疗方案及预后的关键因素。本书以淋巴结彩色解剖图谱及影像图谱标注的形式，重点介绍了全身淋巴结的影像解剖与诊断，并在最后一章对淋巴结病理学进行了详细阐述，从宏观及微观角度教会读者如何正确评估淋巴结受累情况与肿瘤分期。本书有助于读者掌握淋巴结影像解剖和病理机制，以及正常与异常淋巴结的鉴别，从而准确判断肿瘤分期，制订合理有效的诊疗方案。本书适合影像科、放疗科、肿瘤科等住院医师、专科医师参考学习。

前　言

　　淋巴结分期是决定大多数原发性肿瘤治疗和预后的重要一环，淋巴结的评估包括精确的解剖定位和随后的特征评估。虽有大量的外科文献强调了各种原发性肿瘤区域淋巴结的分布，但缺乏全面的影像学教科书来强调淋巴结的解剖位置及其在各种原发性肿瘤中的参与。本书尝试基于横断面图像以彩色插图和彩色编码图谱来介绍淋巴结的解剖知识。我们希望这些内容对广大专业读者有用，并以期填补淋巴结解剖学的空白。

Mukesh G. Harisinghani

美国波士顿

致 谢

    我要感谢我的导师在我早期的学术生涯中激发了我的兴趣，培养了我的热情。如果没有他的指导和不断的鼓励，这个项目是不可能完成的。我也必须要感谢所有参与者，他们通过提供创意帮助我更好地呈现每张图，并使我能够及时完成这个项目。

目　录

第5章　淋巴结病理学 106

第 1 章
头颈部淋巴结解剖

Ann T.Foran，Mukesh G.Harisinghani

头颈部癌症包括头颈部次级分区的癌症：口腔癌、喉癌、鼻咽癌、甲状腺癌、唾液腺癌和鼻（腔）癌——在美国，头颈部癌症约占所有恶性肿瘤的 6%，约占新发（2020 年）恶性肿瘤病例的 3%[1]。对颈部淋巴结的详细分析及了解不同分区，对于原发性头颈部恶性肿瘤的评估和分期至关重要。无论原发性肿瘤的部位如何，在颈部的同侧或对侧存在单个转移淋巴结都会使 5 年生存率降低约 50%。颈部淋巴结转移的风险取决于原发性肿瘤的起源部位 [2]。

1.1 分类

由于使用了几个不同的系统，颈部淋巴结的分类很复杂，并且特定淋巴结的特定名称在不同系统中也并非严格对应 [3]。人体约有 800 个淋巴结，其中约 300 个位于颈部。因此，人体 1/6 ～ 1/5 的淋巴结位于颈部的两侧，这使得分类系统的发展非常复杂 [4]。

近几十年来，最常用的颈部淋巴结分类由 Rouvière 发表于 1938 年，他描述了"颈圈"（包括枕骨、乳突、腮腺、面部、咽后、颌下、颏下和舌下的淋巴结），以及前颈部和侧颈部的淋巴结组。淋巴结分类的方向从纯粹的解剖学研究转变为淋巴结定位指南，用于指导在不同类型的颈部清扫术中选择合适的术式 [5]。

1981 年，Shah 等人 [6] 建议将基于解剖学的术语替换为基于不同分区的更简单的分类。从那时起，研究者提出了许多使用此类级别、区域或分区术语的分类。在过去的几十年中，简单的分级分类（见表 1.1、1.2，图 1.1、1.2）已被广泛使用 [7]。这种颈部淋巴结分类系统得到了美国头颈学会（AHNC）和颈部分类项目委员会的支持 [2]。然而，该分类系统不建议增加额外的分区，并指出涉及Ⅵ区以外区域的淋巴结应通过其特定淋巴结组的名称来指代（例如咽后淋巴结、腮腺周围淋巴结）。

颈部分类项目委员会引入了颈部淋巴结亚分区的概念，因为与同一分区的其他区域相比，某一分区特定区域的淋巴结具有不同的转移受累风险 [2]。

表 1.1　颈部淋巴结的数字分类系统

分区	位置
I	下颌下和颏下淋巴结（口底所有淋巴结）
II	颈内链（或深颈链）淋巴结；颈内静脉从颅底到舌骨的淋巴结（与颈动脉分叉水平相同）
III	颈内静脉从舌骨到环状软骨的淋巴结（与舌骨肌穿过颈内链的水平相同）
IV	舌骨下淋巴结（颈内静脉环状软骨与锁骨上窝间）
V	后三角区淋巴结（胸锁乳突肌深部）
VI	甲状腺相关淋巴结
VII	气管食管沟中的淋巴结，从食管向下延伸至上纵隔

表 1.2　颈部淋巴结的分区和亚分区及其解剖边界

分区	上	下	前（内侧）	后（外侧）
I A	下颌骨联合	舌骨体	对侧二腹肌前腹	同侧二腹肌前腹
I B	下颌体	二腹肌后腹	二腹肌前腹	茎突舌骨肌
II A	颅底	舌骨体下方平面	茎突舌骨肌	脊髓副神经的垂直平面
II B	颅底	舌骨体下方平面	脊髓副神经的垂直平面	胸锁乳突肌外侧缘
III	舌骨体下方平面	环状软骨下缘平面	胸舌骨肌外侧缘	胸锁乳突肌外侧缘或颈丛感觉支
IV	环状软骨下缘平面	锁骨	胸舌骨肌外侧缘	胸锁乳突肌外侧缘或颈丛感觉支
V A	胸锁乳突肌与斜方肌的交点	环状软骨下缘平面	胸锁乳突肌后缘或颈丛感觉支	斜方肌前缘
V B	环状软骨下缘平面	锁骨	胸锁乳突肌后缘或颈丛感觉支	斜方肌前缘
VI	舌骨	胸骨上缘	颈总动脉	颈总动脉

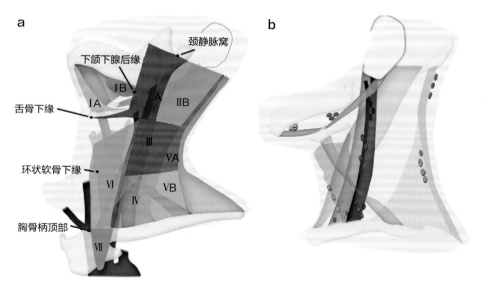

图1.1 a.用于划分淋巴结分区的颈部重要的解剖标志示意。b.各个淋巴结组示意（请参阅配色方案）

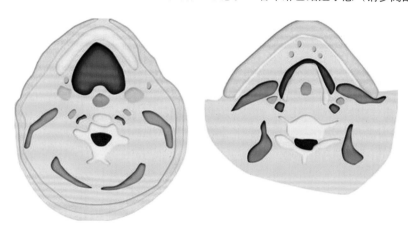

图1.2 ⅠB亚分区下颌下淋巴结（左）和ⅠA亚分区颏下淋巴结（右）横断面示意

1.2 增大标准

颈部淋巴结的增大标准已被定为：颈静脉二腹肌区淋巴结短径大于11 mm，其他的颈部淋巴结均为大于10 mm[8]。在撰写书稿时，定义颈部淋巴结病增大的标准是：① 单个肿块直径为10 ~ 15 mm；② 淋巴结区域边界不清的肿块；③ 多个直径为6 ~ 15 mm的淋巴结；④ 未经放疗，但颈部血管周围组织坏死。中心低密度的淋巴结肿块特别提示肿瘤坏死[7, 9-11]。

1.2.1 Ⅰ区：颏下（ⅠA）和下颌下（ⅠB）

1.2.1.1 转移累及

当肿瘤的原发部位是唇、颊黏膜、前鼻腔和颏软组织时，这些淋巴结可受累（见表1.3，

图 1.3、1.4)。重要的是要区分ⅠA和ⅠB区，因为ⅠA区可能包含与口底、下唇、舌腹和前鼻腔肿瘤相关的转移[12]，尽管口腔亚区的病变可能扩散到ⅠB、Ⅱ和Ⅲ区。在 1990 年的一项研究中[13]，口腔肿瘤Ⅰ区转移较多，平均发生率为 30.1%。口咽癌为 10.3%，主要是因为 N+ 疾病的高患病率。

表 1.3　各种原发病灶颈部淋巴结受累总结

原发病灶部位	常受累淋巴结	不常受累
舌的口腔部	Ⅰ，Ⅱ，Ⅲ	
口底	Ⅰ，Ⅱ	
前腭弓 – 后磨牙三角	Ⅰ，Ⅱ，Ⅲ	
软腭	Ⅱ	
鼻咽	Ⅱ，Ⅲ，Ⅳ	Ⅴ
口咽	Ⅱ，Ⅲ	Ⅴ
扁桃体窝	Ⅰ，Ⅱ，Ⅲ，Ⅳ	Ⅴ
下咽	Ⅱ 和Ⅲ，Ⅳ	Ⅴ
舌根	Ⅱ，Ⅲ，Ⅳ	Ⅴ
声门上喉	Ⅱ，Ⅲ，Ⅳ	
甲状腺	Ⅵ	Ⅱ ~ Ⅴ，如果是Ⅴ在临床上可见
胃和睾丸		Ⅳ

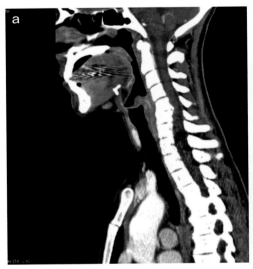
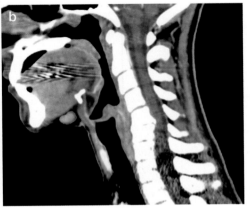

图1.3　a. 矢状面CECT图像显示该淋巴瘤患者的ⅠA区（颏下）淋巴结增大。b. 淋巴结的位置如图所示

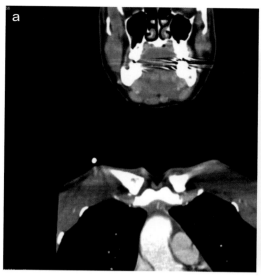

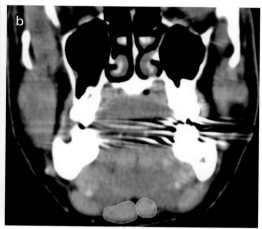

图1.4　a. 冠状面CECT图像显示该淋巴瘤患者的ⅠB区（下颌下）淋巴结增大。b. 淋巴结的位置如图所示

1.2.1.2　非常规转移部位

这些部位不是鼻咽癌主要引流途径的一部分，但可能是放疗后肿瘤复发的唯一部位。这可能是由受照射区域的淋巴管纤维化而导致淋巴引流转移到颏下淋巴结[14]。

1.2.2　Ⅱ区

颈内链淋巴结（见图 1.5）常被脊髓副神经分为ⅡA（见图 1.6）和ⅡB区[2]。由于 CT 扫描无法识别神经，布鲁塞尔指南使用了 Som 等人[15] 从放射学角度提出的标准，该标准以颈内静脉（IJV）后缘为ⅡA 与ⅡB区之间的界线（见图 1.7、1.8）。

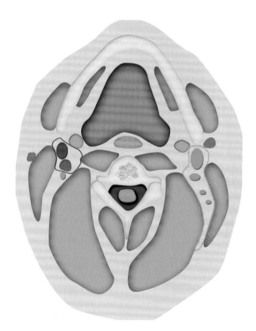

图1.5　颈内链淋巴结（Ⅱ区）示意。这些淋巴结可以通过脊髓副神经进一步分为ⅡA和ⅡB区。红色代表颈外动脉的分支

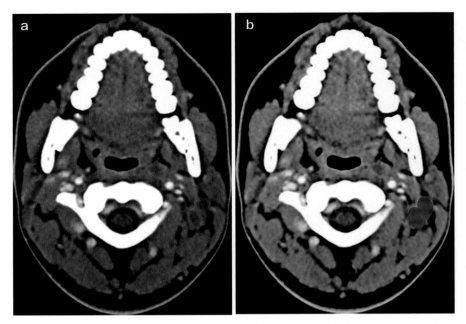

图1.6　a. 轴位CECT图像显示ⅡA区淋巴结增大；注意，这些坏死的淋巴结的中心呈低密度。b. 淋巴结的位置如图所示

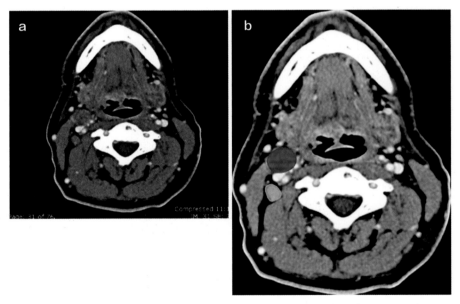

图1.7　a. 轴位CECT图像显示Ⅱ区淋巴结增大；基于颈内静脉后缘，Ⅱ区又分为ⅡA和ⅡB区。b. 淋巴结的位置如图所示

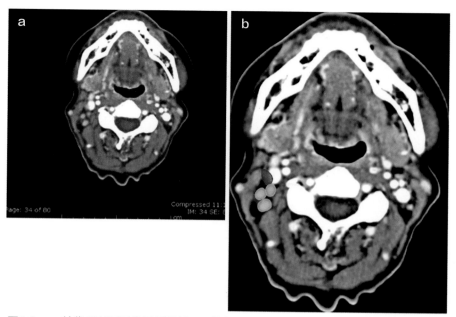

图1.8　a. 轴位CECT图像显示了ⅡA区单个和ⅡB区多个的淋巴结。b. 淋巴结的位置如图所示

1.2.2.1 转移累及

Ⅱ区被脊髓副神经分为ⅡA和ⅡB区。它们从口腔、鼻腔、鼻咽、口咽、下咽、喉和腮腺引流淋巴（见图1.9、1.10）。

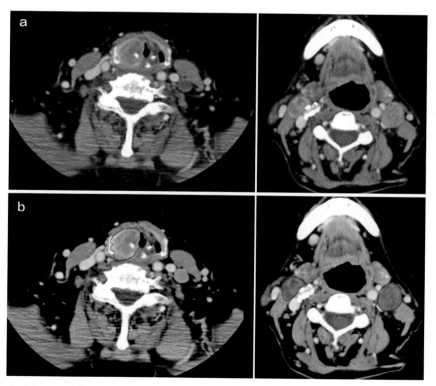

图1.9　a. 轴位CECT图像显示该低分化右梨状窦癌患者双侧Ⅱ区淋巴结肿大。b. 肿瘤和淋巴结的位置如图所示

声门上癌的第一个引流淋巴结位于ⅡA区。甲状腺乳头状癌的转移性淋巴结受累并不罕见，尤其是ⅡB区淋巴结。每当发现ⅡA区淋巴结转移时，颈部清扫应包括ⅡB区淋巴结。当ⅡA区淋巴结未受累时，可能不需要清扫ⅡB区，因为如果不涉及ⅡA区，ⅡB区转移的发生率很低[16]。

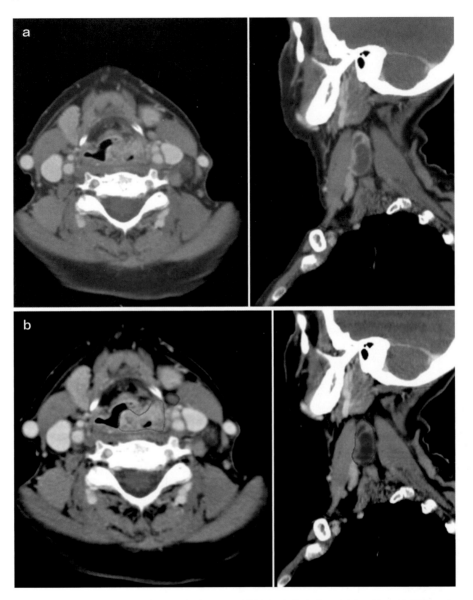

图1.10　a. 轴位CECT图像显示该声门上喉鳞状细胞癌患者双侧Ⅱ区淋巴结增大，矢状面图像显示坏死的ⅡA区淋巴结。b. 肿瘤和淋巴结的位置如图所示

1.2.2.2　非常规转移部位

腮腺内淋巴结可能被淋巴瘤或头皮和面部肿瘤的转移性扩散所累及[17]。

1.2.3 Ⅲ区

Ⅲ区淋巴结从口腔、鼻咽、口咽、下咽和喉部引流淋巴，并且可以从位于这些位置的原发灶转移扩散（见图 1.11 ～ 1.13）。舌癌的跳跃转移在这一组中并不罕见[18]。

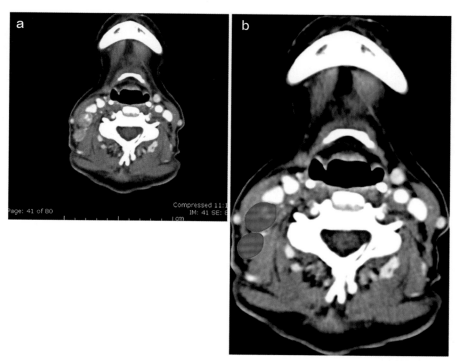

图1.11　a. 轴位CECT图像显示右侧Ⅲ区淋巴结增大。b. 淋巴结的位置如图所示

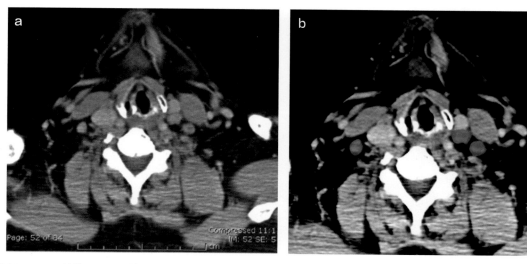

图1.12　a. 轴位CECT图像显示双侧Ⅲ区淋巴结增大。b. 淋巴结的位置如图所示

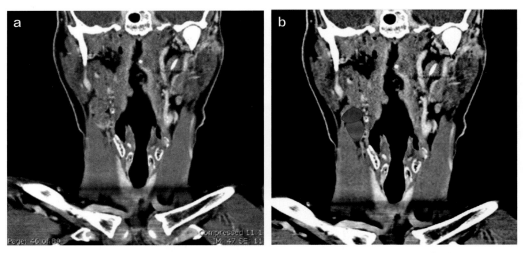

图1.13　a. 冠状面CECT图像显示，舌骨作为解剖标志，将增大的ⅡA区淋巴结（上）和Ⅲ区淋巴结（下）分开，舌骨下体的一部分位于这些淋巴结中间。b. 淋巴结的位置如图所示

1.2.4　Ⅳ区

Ⅳ区淋巴结组引流以下部位：下咽、甲状腺、颈段食管和喉。经典的 Virchow 淋巴结就来自这个组。甲状腺恶性肿瘤首先累及 Ⅴ区淋巴结（见图 1.14 ~ 1.17）[2,19]。舌癌的跳跃转移累及该区和Ⅲ区的淋巴结[18]。胃癌累及 Virchow 淋巴结归因于胸导管的优势引流和 Virchow

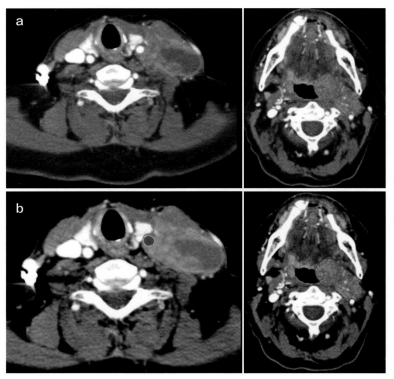

图1.14　a. 轴位CECT图像显示了口咽癌患者邻近颈内动脉的Ⅳ区淋巴结增大坏死。b. 肿瘤和淋巴结的位置如图所示

淋巴结的部分滤过。这被认为是一个不良征象，并将胃癌的分期改变为Ⅳ / M1b 期 [20]。Ⅳ区可能是睾丸转移的异常部位 [21]。

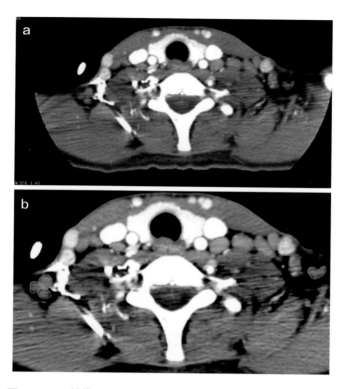

图1.15　a. 轴位CECT图像显示了淋巴瘤患者双侧多个增大的Ⅳ区及ⅤB区淋巴结。b. 淋巴结的位置如图所示

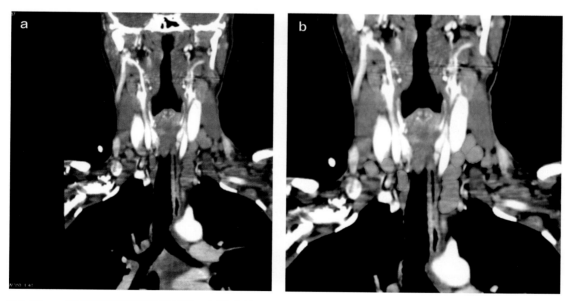

图1.16　a. 冠状面CECT图像显示了双侧增大的Ⅳ区和Ⅵ区淋巴结。b. 淋巴结的位置如图所示

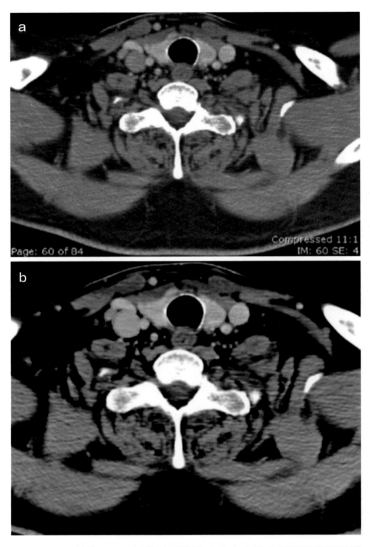

图1.17 a. 轴位CECT图像显示该淋巴瘤患者的右侧Ⅳ区淋巴结增大。b. 淋巴结的位置如图所示

1.2.5 Ⅴ区（A+B）

来自鼻咽、头皮后部皮肤组织和颈部皮肤组织的淋巴管引流入Ⅴ组。ⅤA区主要包含沿脊髓副神经的淋巴结（见图1.18），ⅤB区包含颈横淋巴结和锁骨上淋巴结（见图1.19）。

单独转移到该组淋巴结的患者较少见，但如果Ⅰ～Ⅳ组淋巴结存在肿瘤扩散，则通常会发生本组淋巴结转移。ⅤB区淋巴结（见图1.20）被认为与位于甲状腺的原发性肿瘤有关[5]。累及ⅤB区淋巴结是呼吸道、消化道恶性肿瘤的不良征象。应仔细甄别ⅤB区淋巴结，并将其与Virchow淋巴结区分开来[2]。

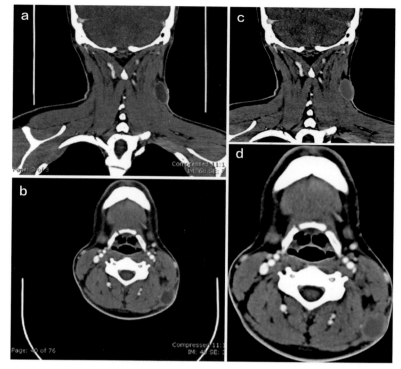

图1.18　a和b. 冠状面和轴位CECT图像显示，斜方肌和胸锁乳突肌交汇处的ⅤA区淋巴结增大、坏死。c和d. 淋巴结的位置如图所示

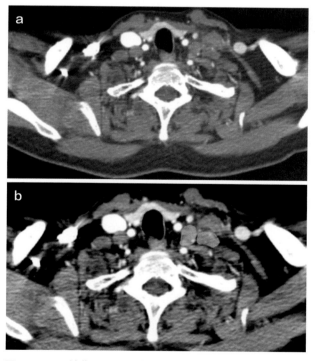

图1.19　a. 轴位CECT图像显示锁骨上淋巴结增大，这些淋巴结受累被认为是呼吸道、消化道恶性肿瘤的不良征象。b. 淋巴结的位置如图所示

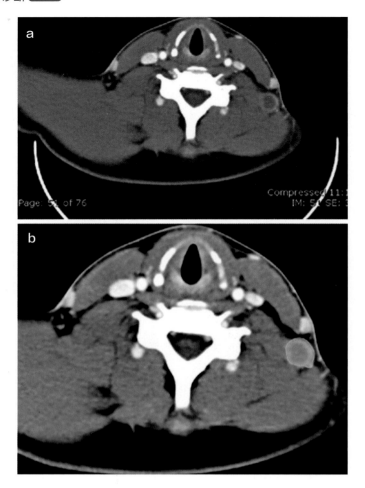

图1.20　a. 轴位CECT图像显示ⅤB区淋巴结增大，且伴有中央坏死和边缘强化。b. 淋巴结的位置如图所示

1.2.6　Ⅵ区

　　气管前淋巴结、气管旁淋巴结（见图1.21）、前环淋巴结和甲状腺周围淋巴结构成了这一组，并从甲状腺、声门/声门下喉、梨状窝顶端和颈段食管引流淋巴[13]。

　　面部淋巴结、枕骨乳突淋巴结和咽后淋巴结（见图1.22）未包含在淋巴结划分系统中，如果它们增大，则用它们自己的名称指代。美国耳鼻咽喉头颈外科学会（AAO-HNS）认为，Ⅶ区淋巴结（见表1.1）应归属于纵隔淋巴结组，而不是颈部淋巴结组。面部淋巴结组是一个笼统的术语，适用于下颌、颊肌、眶下、颧骨后和颧骨的淋巴结。这些淋巴结很少被发现，其转移受累在鼻咽和表皮恶性肿瘤中可见[17]。

　　咽后内侧和外侧淋巴结直径大于 5 mm 可认为是被咽部和鼻窦、甲状腺和颈部、食管的原发病变所累及而出现的异常[22, 23]。

　　枕部、面部和乳突组的淋巴结未包含在淋巴结划分系统中（图1.23）。

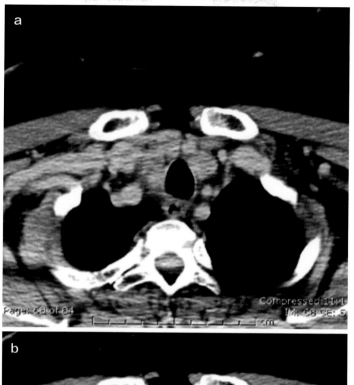

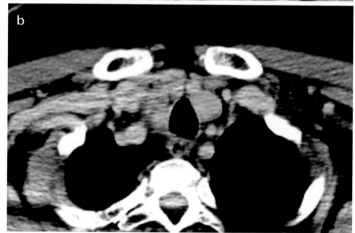

图1.21　a. 轴位CECT图像显示左侧气管旁的Ⅵ区淋巴结增大。
b. 淋巴结的位置如图所示

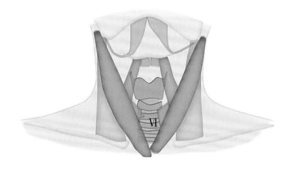

图1.22　Ⅵ区淋巴结的解剖位置图

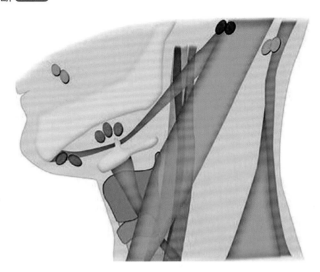

图1.23　枕部、面部和乳突组的淋巴结，这些淋巴结不包含在淋巴结划分系统中

王士卿　江一峰　译

参考文献

[1]　Howlader N, Noone AM, Krapcho M, Miller D, Brest A, Yu M, et al., editors. SEER cancer statistics review, 1975–2017. Bethesda: National Cancer Institute; 2020. https://seer.cancer. gov/csr/1975_2017/, based on November 2019 SEER data submission, posted to the SEER web site.

[2]　Robbins KT, Clayman G, Levine PA, Medina J, Sessions R, Shaha A, et al. Neck dissection classification update: revisions proposed by the American Head and Neck Society and the American Academy of Otolaryngology-Head and Neck Surgery. Arch Otolaryngol Head Neck Surg. 2002;128:751–8.

[3]　Paff GH. Anatomy of the head and neck. Philadelphia: Saunders; 1973.

[4]　Schuller DE. Management of cervical metastasis in head and neck cancer. American Academy of Otolaryngology, Head and Neck Surgery Foundation: Washington, D.C; 1982.

[5]　Robbins KT. Classification of neck dissection: current concepts and future considerations. Otolaryngol Clin N Am. 1998;31:639–55.

[6]　Shah JP, Strong E, Spiro RH, Vikram B. Surgical grand rounds. Neck dissection: current status and future possibilities. Clin Bull. 1981;11:25–33.

[7]　Som PM. Detection of metastasis in cervical lymph nodes: CT and MR criteria and differential diagnosis. AJR Am J Roentgenol. 1992;158:961–9.

[8]　van den Brekel MW, Stel HV, Castelijns JA, et al. Cervical lymph node metastasis: assessment of radiologic criteria. Radiology. 1990;177:379–84.

[9]　Rouviere H. Lymphatic system of the head and neck. Ann Arbor: Edwards Brothers; 1938.

[10]　Suojanen JN, Mukherji SK, Dupuy DE, et al. Spiral CT in evaluation of head and neck lesions: work in progress. Radiology. 1992;183:281–3.

[11]　van den Brekel MW, Castelijns JA, Snow GB. Detection of lymph node metastases in the neck: radiologic criteria. Radiology. 1994;192:617–8.

[12]　van den Brekel MW, Castelijns JA. Imaging of lymph nodes in the neck. Semin Roentgenol. 2000;35:42–53.

[13]　Buckley JG, Feber T. Surgical treatment of cervical node metastases from squamous carcinoma of the upper aerodigestive tract: evaluation of the evidence for modifications of neck dissection. Head Neck. 2001;23:907–15.

[14]　Ahuja AT, Leung SF, Teo P, Ying M, King W, Metreweli C. Submental metastases from nasopharyngeal carcinoma. Clin Radiol. 1999;54:25–8.

[15]　Som PM, Curtin HD, Mancuso AA. An imaging-based classification for the cervical nodes designed as an adjunct to recent clinically based nodal classifications. Arch Otolaryngol Head Neck Surg. 1999;125:388–96.

[16]　Lee BJ, Wang SG, Lee JC, Son SM, Kim IJ, Kim YK. Level IIb lymph node metastasis in neck dissection for papillary thyroid carcinoma. Arch Otolaryngol Head Neck Surg. 2007;133:1028–30.

[17]　Moulding FJ, Roach SC, Carrington BM. Unusual sites of lymph node metastases and pitfalls in their detection. Clin Radiol. 2004;59:558–72.

[18]　Byers RM, Weber RS, Andrews T, McGill D, Kare R, Wolf P. Frequency and therapeutic implications of "skip metastases" in the neck from squamous carcinoma of the oral tongue. Head Neck. 1997;19:14–9.

[19]　Seethala RR. Current state of neck dissection in the United States. Head Neck Pathol. 2009;3:238–45.

[20]　Bhatia KS, Griffith JF, Ahuja AT. Stomach cancer: prevalence and significance of neck nodal metastases on sonography. Eur Radiol. 2009;19:1968–72.

[21]　van Vledder MG, van der Hage JA, Kirkels WJ, Oosterhuis JW, Verhoef C, de Wilt JH. Cervical lymph node dissection for metastatic testicular cancer. Ann Surg Oncol. 2010;17:1682–7.

[22]　Ozlugedik S, Ibrahim Acar H, Apaydin N, Firat Esmer A, Tekdemir I, Elhan A, et al. Retropharyngeal space and lymph nodes: an anatomical guide for surgical dissection. Acta Otolaryngol. 2005;125:1111–5.

[23]　Mancuso AA, Harnsberger HR, Muraki AS, Stevens MH. Computed tomography of cervical and retropharyngeal lymph nodes: normal anatomy, variants of normal, and applications in staging head and neck cancer. Part II: pathology. Radiology. 1983;148:715–23.

第 2 章
胸部淋巴结解剖

Ann T. Foran，Mukesh G. Harisinghani

2.1 纵隔淋巴结

2009 年，国际肺癌研究协会（IASLC）提出了一种新的肺癌淋巴结图谱，以调和 Naruke 图谱[1]与 Mountain-Dresler 改进的美国胸科协会（ATS）[2]图谱之间的差异，并重新定义了每个淋巴结站的解剖边界[3]。

2.2 锁骨上淋巴结 1

1R 和 1L：下颈部、锁骨上和胸骨颈静脉切迹淋巴结（见图 2.1 ~ 2.5）。1R 表示该区域右侧淋巴结；1L 表示该区域左侧淋巴结。

上界：环状软骨的下缘。

下界：双侧锁骨，以及中线处胸骨柄上缘。

对于 1 区淋巴结，气管中线作为 1R 和 1L 的边界。

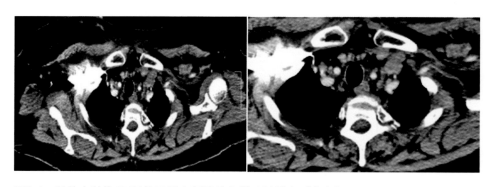

图2.1 经肺尖轴位CT图像显示左侧锁骨上淋巴结肿大（蓝色）

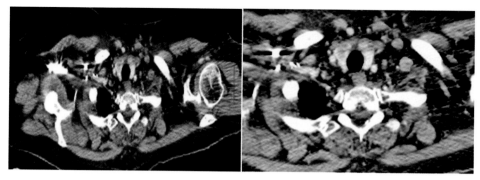

图2.2 经肺尖轴位CT图像显示左侧锁骨上淋巴结肿大（蓝色）

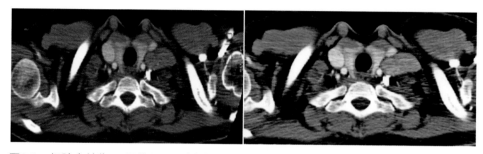

图2.3 经肺尖轴位CT图像显示左侧锁骨上淋巴结肿大（蓝色）

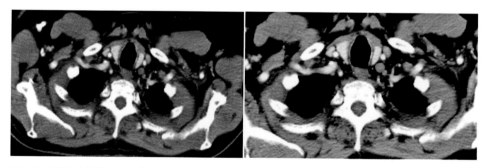

图2.4 经肺尖轴位CT图像显示左侧锁骨上淋巴结肿大（蓝色）

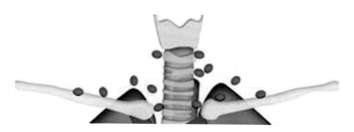

图2.5 下颈部、锁骨上和胸骨颈静脉切迹淋巴结的解剖位置示意，它们共同构成锁骨上淋巴结

2.3 上纵隔淋巴结 2~4

2R：气管旁上区右侧淋巴结。包括延伸到气管左侧边缘的淋巴结。

上界：右肺尖和胸膜间隙，以及中线处胸骨柄上缘。

下界：无名静脉尾侧端与气管的交汇处。

2L：气管旁上区左侧淋巴结。

上界：左肺尖和胸膜间隙，以及中线处胸骨柄上缘。

下界：主动脉弓上缘（见图 2.6、2.7）。

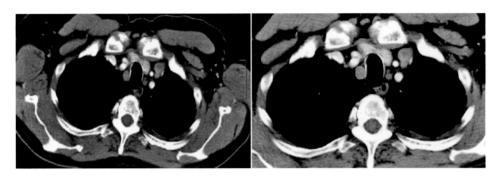

图2.6　轴位CT图像显示右上气管旁淋巴结肿大（绿色）

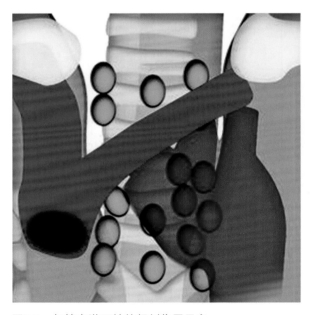

图2.7　气管旁淋巴结的解剖位置示意

3A：血管前淋巴结（见图 2.8 ～ 2.10）。

右侧

上界：胸腔顶。

下界：隆突水平。

前缘：胸骨后侧。

后缘：上腔静脉前缘。

左侧

上界：胸腔顶。

下界：隆突水平。

前缘：胸骨后侧。

后缘：左颈动脉。

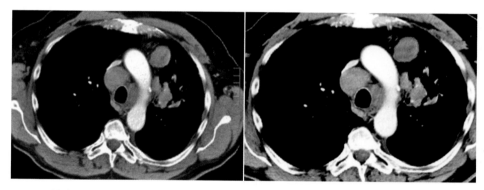

图2.8　轴位增强CT图像显示主动脉弓左前血管前间隙淋巴结肿大（红色）

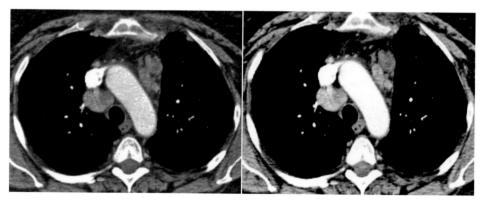

图2.9　轴位增强CT图像显示降主动脉左前血管前淋巴结肿大（红色）

3P：气管后淋巴结（见图 2.11）。

上界：胸腔顶。

下界：隆突水平。

4R：气管旁下区淋巴结。包括气管右旁淋巴结，以及延伸至气管左侧边缘的气管前淋巴结（见图 2.12 ~ 2.14）。

上界：无名静脉尾侧端与气管的交汇处。

下界：奇静脉下缘。

4L：气管旁下区淋巴结。包括气管左侧边缘以左、动脉韧带内侧的淋巴结。

上界：主动脉弓上缘。

下界：左主肺动脉上缘。

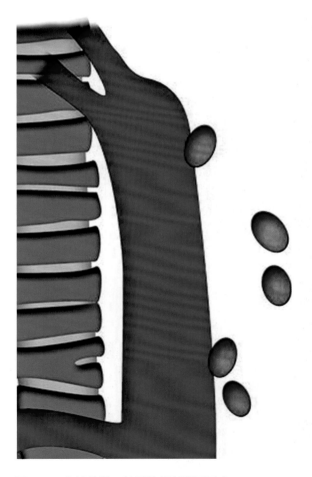

图2.10　血管前淋巴结群的解剖位置示意

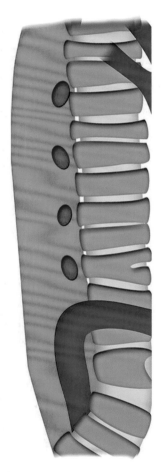

图2.11　气管后淋巴结群的解剖位置和分布示意（暗红色）

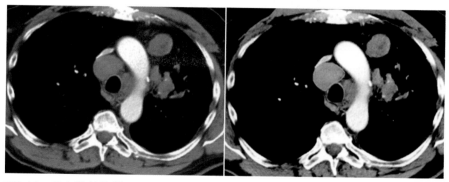

图2.12　经上胸轴位增强CT图像显示右上气管旁淋巴结增大（绿色）

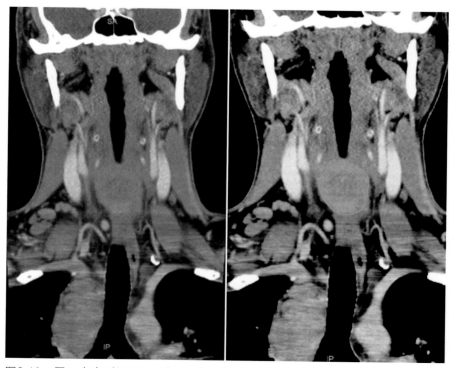

图2.13　同一患者（同图2.12）冠状面CT重建图像显示胸骨颈静脉切迹淋巴结增大（绿色）

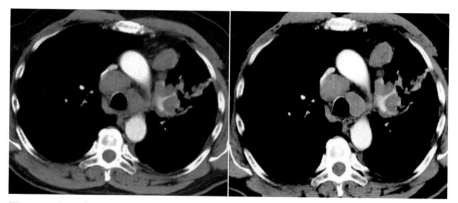

图2.14　经上胸轴位增强CT图像显示左下气管旁淋巴结增大，邻近气管左侧壁（绿色）

2.4　主动脉区淋巴结5~6

5：主动脉下淋巴结。位于动脉韧带外侧的淋巴结（见图2.15）。

上界：主动脉弓下缘。

下界：左主肺动脉上缘。

6：主动脉旁淋巴结。位于升主动脉和主动脉弓前外侧的淋巴结（见图2.16、2.17）。

上界：一条与主动脉弓上缘相切的线。

下界：主动脉弓下缘。

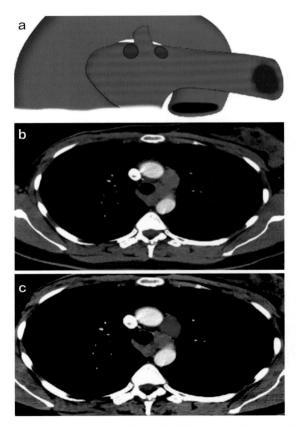

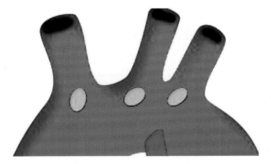

图2.16　主动脉旁淋巴结群的解剖位置示意

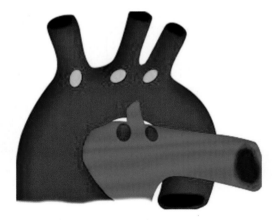

图2.15　a. 主动脉下淋巴结的解剖位置示意。b和c. 胸部轴位增强CT图像显示主动脉下淋巴结增大（紫色）

图2.17　使用颜色编码方案的主动脉旁和主动脉后淋巴结群的解剖位置示意

2.5　下纵隔淋巴结7~9

7：隆突下区淋巴结（见图2.18）。

上界：气管隆突。

下界：左侧为左肺下叶支气管上缘；右侧为右肺中叶支气管下缘。

8：食管旁淋巴结。靠近食管壁和中线两侧的淋巴结，不包括隆突下区淋巴结（见图 2.19 ~ 2.22）。

上界：左侧为左肺下叶支气管上缘；右侧为右肺中叶支气管下缘。

下界：膈肌。

9：肺韧带淋巴结。位于肺韧带内的淋巴结（见图 2.23）。

上界：下肺静脉。

下界：膈肌。

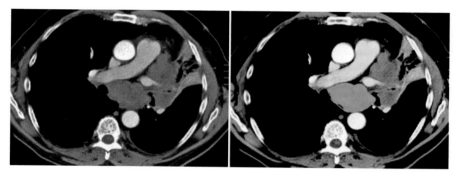

图2.18 胸部轴位增强CT图像显示隆突下区淋巴结肿大（绿色）

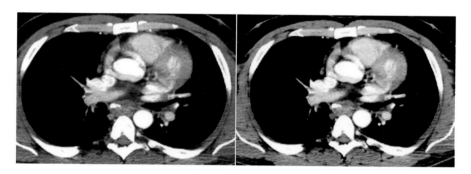

图2.19 胸部轴位增强CT图像显示食管旁淋巴结肿大（紫色）

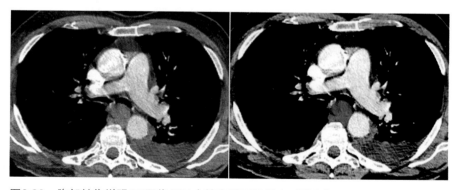

图2.20 胸部轴位增强CT图像显示食管旁淋巴结肿大（紫色）

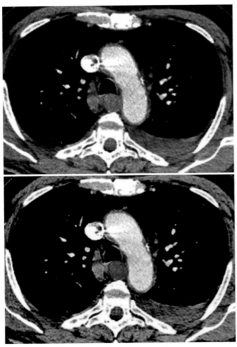

图2.21 胸部轴位增强CT图像显示食管旁淋巴结肿大（紫色）

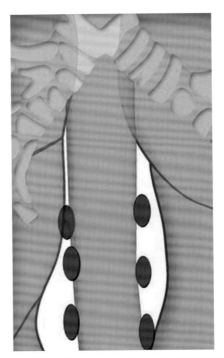

图2.22 使用颜色编码方案的食管旁淋巴结群的解剖位置及分布示意

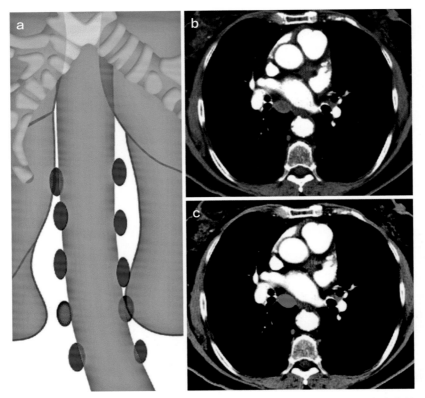

图2.23 a.肺韧带淋巴结的解剖位置及分布示意（绿色），它们分布在食管旁淋巴结群（紫色）之间。b和c.胸部轴位增强CT图像显示右侧肺韧带淋巴结肿大（绿色）

2.6　肺门、肺叶和肺（亚）段淋巴结10～14

以下为N1淋巴结。

10：肺门淋巴结。包括紧邻主支气管和肺门血管（肺静脉和主肺动脉的近端部分）的淋巴结（见图2.24）。

上界：右侧为奇静脉下缘；左侧为肺动脉上缘。

下界：双侧叶间区。

11：叶间淋巴结。位于肺叶支气管根部之间（见图2.25）。

11R：右侧，被细分为11Rs和11Ri。

11Rs：右肺上叶支气管与右肺中叶支气管之间。

11Ri：右肺中叶支气管与右肺下叶支气管之间。

11L：左侧。

12：叶淋巴结。紧邻肺叶支气管（见图2.26）。

12R：右侧。

12L：左侧。

13：段淋巴结。紧邻肺段支气管。

13R：右侧。

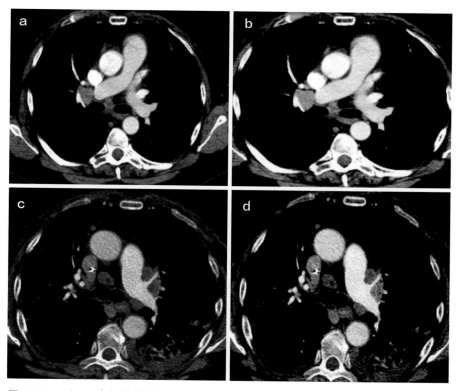

图2.24　a和b. 胸部轴位增强CT图像显示右侧肺门淋巴结群肿大（橙色）。c和d. 胸部轴位增强CT图像显示左侧肺门淋巴结群肿大（橙色）

13L：左侧。

14：亚段淋巴结。紧邻肺亚段支气管。

14R：右侧。

14L：左侧。

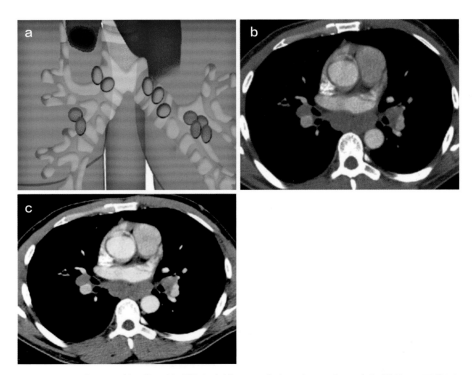

图2.25　a. 肺门和叶间淋巴结群的解剖位置及分布示意。b和c. 胸部轴位CT图像显示右侧叶间淋巴结肿大（橙色）

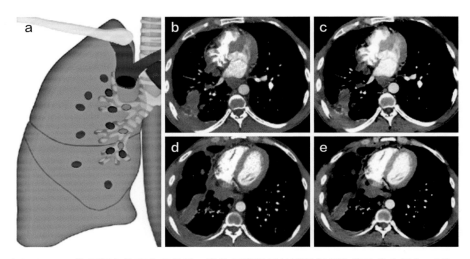

图2.26　a. 使用颜色编码方案的叶、段和亚段淋巴结群的解剖位置及分布示意。b和c. 胸部轴位CT图像显示右侧段淋巴结肿大（蓝色）。d和e. 胸部轴位CT图像显示右侧亚段淋巴结肿大（蓝色）

2.7　肿大的恶性原因

我们进行了一项研究，旨在观察 CT 上淋巴结的外观，以提高检测支气管癌恶性淋巴结的特异性。评估的 4 个参数如下：①淋巴结位置；②均匀性；③边界描绘；④脂肪描绘。54 例癌症患者中有 21 例出现病理学的恶性淋巴结。CT 显示其中 20 例淋巴结肿大（直径 > 1 cm）（真阳性率为 95%），但 33 例病理良性淋巴结患者中有 13 例淋巴结增大（假阳性率为 39%）。所有 4 个 CT 参数的组合将假阳性率从 39% 降低到 21%，将真阳性率从 95% 降低到 86%[4]。

纵隔恶性淋巴结肿大最常见的原因是肺癌。据报道，20% ～ 25% 的临床 I 期疾病存在纵隔淋巴结病变[5-7]。

在食管癌患者中，纵隔淋巴结的位置取决于原发肿瘤的位置。纵隔淋巴结受累率：上胸段食管癌患者为 19.44%、中胸段食管癌患者为 34.7%、下胸段食管癌患者为 34.1%[8]。

胸部淋巴结病变的另一个原因是淋巴瘤，其中纵隔淋巴结受累比肺门淋巴结常见；肺门淋巴结受累时通常不对称，并伴有纵隔淋巴结受累[9]（见图 2.27 ～ 2.32）。

淋巴瘤倾向于沿着淋巴管或在其周围扩散，而不是侵入现有的结构。在霍奇金淋巴瘤中，超过 85% 的患者在 CT 上表现为胸腔内受累，而非霍奇金淋巴瘤的这一比例约为 50%[9,10]。霍奇金淋巴瘤倾向于在淋巴结群之间连续扩散，而非霍奇金淋巴瘤更常累及非典型淋巴结部位，如后纵隔淋巴结和前膈淋巴结[9,10]。

图2.27　胸部轴位正电子发射断层扫描（PET）显示在一例淋巴瘤中，纵隔淋巴结对氟脱氧葡萄糖（FDG）的摄取旺盛（绿色）

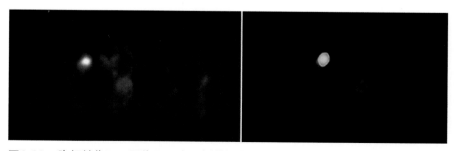

图2.28　胸部轴位PET图像显示在一例淋巴瘤中，纵隔淋巴结摄取FDG旺盛（绿色）

图2.29 胸部轴位PET图像显示在一例淋巴瘤中，纵隔淋巴结摄取FDG旺盛（绿色）

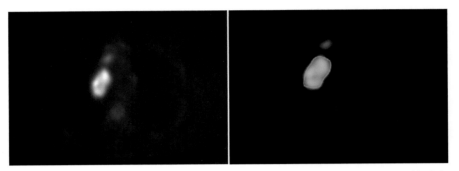

图2.30 胸部轴位PET图像显示在一例淋巴瘤中，纵隔淋巴结摄取FDG旺盛（绿色）

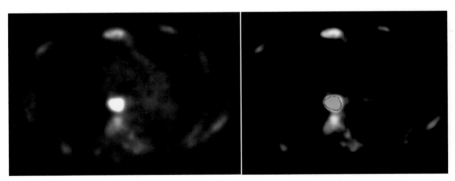

图2.31 胸部轴位PET图像显示在一例淋巴瘤中，纵隔淋巴结摄取FDG旺盛（紫色）

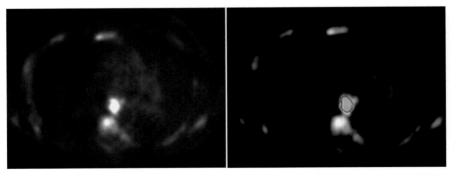

图2.32 胸部轴位PET图像显示在一例淋巴瘤中，纵隔淋巴结摄取FDG旺盛（紫色）

胸外癌的胸内淋巴结转移是罕见的。McLoud 等[11] 报道，在 1071 例患者中有 25 例（2.3%）于胸部 X 线片上发现了这种情况。原发肿瘤包括头颈部肿瘤 8 例、泌尿生殖系统肿瘤 12 例、乳腺肿瘤 3 例、恶性淋巴瘤 2 例。最常发现的淋巴结群为右侧气管旁 4R 和 2R（60%）。

Mahon 和 Libshitz[12] 通过 CT 分析了 50 例膈下恶性肿瘤的纵隔转移（CT 技术可以更好地显示纵隔所有淋巴结群）。通常累及多个淋巴结站，仅累及单一淋巴结站者仅占 6%。除了大多数泌尿生殖系统恶性肿瘤（肾脏 25 例，睾丸 7 例，前列腺 4 例，卵巢 3 例，膀胱 2 例）外，他们还观察到结肠癌或直肠癌转移 6 例，胃癌转移 3 例。Libson 等[13] 报道，19 994 例胃癌、胰腺癌、结肠癌和直肠癌患者中有 12 例出现了纵隔转移。

在最近一项关于手术在胸外癌胸内淋巴结转移中的作用的研究中[14]，565 例纵隔淋巴结肿大患者中有 26 例有胸外癌病史（乳腺 7 例，肾脏 5 例，睾丸 3 例，前列腺 2 例，膀胱 1 例，头颈部 3 例，甲状腺 2 例，直肠 1 例，肠道 1 例，黑色素瘤 1 例）。

2.8　腋窝淋巴结

腋窝淋巴结根据其传入血管及其与腋窝血管结构的关系可分为 5 组[15]（见图 2.33 ~ 2.35）。

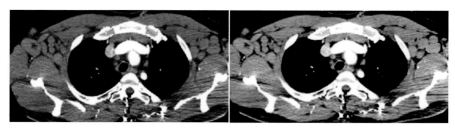

图2.33　胸部轴位增强CT图像显示腋窝淋巴结群肿大（黄色）

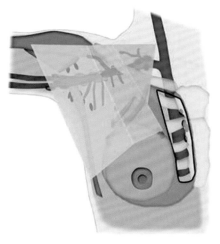

图2.34　腋窝淋巴结的不同亚群示意（使用颜色编码方案）

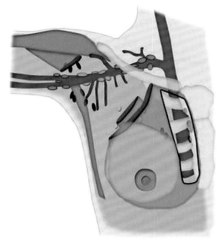

图2.35　腋窝淋巴结的不同亚群示意（使用颜色编码方案）

2.8.1 外侧群或肱群

淋巴结位于腋窝静脉内侧。

集合管：除引流沿头臂静脉走行的上肢浅层淋巴管外，还引流上肢浅层及深层淋巴管。

输出管：大多数终止于中央群或尖群，其余则进入锁骨上淋巴结。

2.8.2 前群或胸肌群

淋巴结位于胸大肌后方和胸小肌下缘，沿胸外侧血管后方呈链状分布。

集合管：来自脐以上躯干前壁和侧壁的皮肤及肌肉，以及乳房的外侧部分。

输出管：延伸至中央群和尖群。

2.8.3 后群或肩胛下群

淋巴结于肩胛下血管呈链状分布，并将小圆肌与肩胛下肌分开。

集合管：收集来自背部肌肉和皮肤，以及从肩胛骨区域到髂骨的淋巴结。

输出管：流入中央群和尖群。

2.8.4 中央群

淋巴结位于腋窝脂肪组织的中心部分，收集上述 3 个群的淋巴。

输出管：延伸至尖群。

2.8.5 尖群

淋巴结位于腋窝顶端、胸小肌上部后方且部分位于该肌上方。这些淋巴结大部分位于腋窝静脉近端内侧，紧邻前锯肌上的指状突起。

集合管：收集其他所有腋窝淋巴结；引流沿头静脉走行的一些浅表淋巴管。

输出管：输出管汇合形成锁骨下干，再汇入右侧的右淋巴管或左侧的胸导管。

胸大肌下缘和胸小肌下外侧、内上缘可作为解剖标志，区分腋窝间隙的下（Ⅰ）、中（Ⅱ）、上（Ⅲ）区。区域逐渐变窄，包括前群（胸肌群）、外侧群（肱群）、后群（肩胛下群）及其交接部中央群（Ⅰ区），然后是中央群及尖群（Ⅱ区和Ⅲ区）。

2.8.6 肿大的恶性原因

恶性腋窝淋巴结肿大最常见的原因是乳腺癌。在所有大小的肿瘤中，肿瘤直径与淋巴结受累的概率呈线性关系。对于肿瘤直径 ≥ 5 cm 的患者，其中 71.1% 至少有一个淋巴结受累[16]。其他常见原因包括淋巴瘤和恶性黑色素瘤。

罕见的病因包括基底细胞癌[17]和卵巢癌[18]。

2.9　胸壁淋巴结

2.9.1　内乳淋巴结（胸廓内或胸骨旁）

这些淋巴结位于肋间隙的前端，沿着内乳血管（胸廓内血管）分布（见图 2.36、2.37）。

集合管：这些淋巴结接受来自前膈淋巴结、肝脏前上部分、乳房内侧、前胸深层结构和前腹壁上部的淋巴引流。

输出管：可进入右淋巴管、胸导管或颈下深淋巴结[19]。

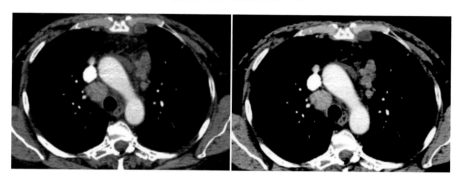

图2.36　胸部轴位增强CT图像显示左侧内乳淋巴结肿大（粉红色）

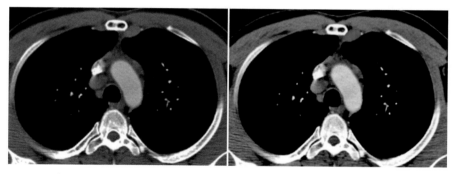

图2.37　胸部轴位增强CT图像显示左侧内乳淋巴结肿大（粉红色）

2.9.2　肿大的恶性原因

内乳淋巴结肿大最常见的原因之一是乳腺癌。在一项有关游离皮瓣乳房重建术的研究中，43 例患者进行了内乳淋巴结采样，其中 6 例患者淋巴结阳性[20]。

2.9.3　后肋间淋巴结

这些淋巴结位于后肋骨的头部和颈部附近。

集合管：它们接受来自后外侧肋间隙、后外侧乳房、胸膜壁层、椎骨和脊柱肌肉的淋巴引流。

输出管：从上肋间隙起，左侧至左胸导管，右侧至右淋巴管。下部 4 ~ 7 肋间隙相连形成一个淋巴管，流入胸导管或乳糜池[19]。

2.9.4 椎旁（椎前或椎外）淋巴结

它们位于椎体的前侧和外侧，最常见于 T8 ～ T12。它们与后纵隔淋巴结和后肋间淋巴结相通，同样引流至右侧淋巴管或胸导管[19]。

2.9.5 膈淋巴结

它们位于膈肌的正上方或胸椎表面，分为 3 组[21]。

2.9.6 前（心包前或心膈角）群

它们位于心包前部、剑突后方，以及左、右心膈角脂肪中（见图 2.38 ～ 2.41）。

集合管：来自膈肌前部及其胸膜，以及肝脏的前上部分。

输出管：它们沿剑突引流至内乳淋巴结，当上胸廓内干阻塞时，可通过腹直肌淋巴管，这是乳腺癌向肝脏逆行扩散的途径。

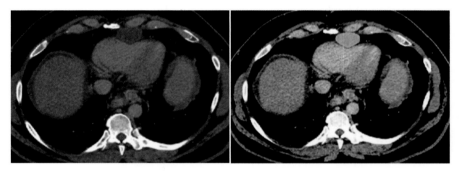

图2.38　胸部轴位增强CT图像显示肝癌患者心包旁淋巴结肿大（绿色）

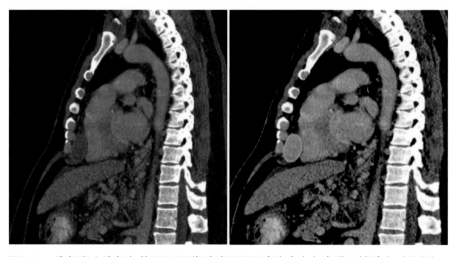

图2.39　胸部和上腹部矢状面CT图像重建显示肝癌患者心包旁淋巴结肿大（绿色）

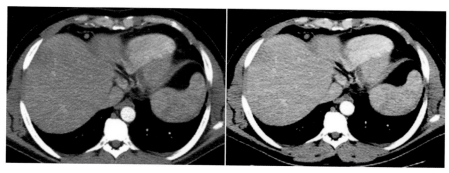

图2.40　胸部轴位增强CT图像显示前膈淋巴结肿大（橙色）

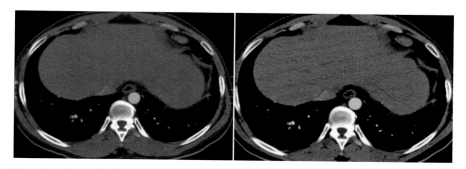

图2.41　胸部轴位增强CT图像显示结节病患者前膈淋巴结肿大（橙色）

2.9.7　中（膈上或侧）群

该组接收来自中央膈和右侧肝脏的淋巴。

2.9.8　后（膈脚后）群

这些淋巴结位于膈脚后方和脊柱前方。

集合管：接收来自膈肌后部的淋巴。

输出管：与后纵隔和主动脉旁淋巴结相通。

图 2.42 使用颜色编码方案表示了胸部所有主要淋巴结组的示意图。颜色编码方案在图 2.43 中有详细描述。

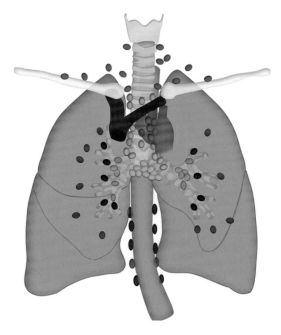

图2.42　使用颜色编码方案的胸部所有主要淋巴结组示意

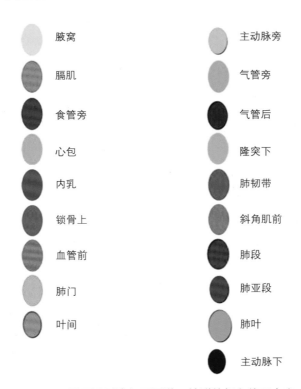

腋窝	主动脉旁
膈肌	气管旁
食管旁	气管后
心包	隆突下
内乳	肺韧带
锁骨上	斜角肌前
血管前	肺段
肺门	肺亚段
叶间	肺叶
	主动脉下

图2.43　用于识别胸部不同淋巴结群的颜色编码方案

于佳卉　于　红　译

参考文献

[1]　Naruke T, Suemasu K, Ishikawa S. Lymph node mapping and curability at various levels of metastasis in resected lung cancer. J Thorac Cardiovasc Surg. 1978;76:832–9.

[2]　Mountain CF, Dresler CM. Regional lymph node classification for lung cancer staging. Chest. 1997;111:1718–23.

[3]　Rusch VW, Asamura H, Watanabe H, Giroux DJ, Rami-Porta R, Goldstraw P, Members of IASLC Staging Committee. The IASLC lung cancer staging project: a proposal for a new international lymph node map in the forthcoming seventh edition of the TNM classification for lung cancer. J Thorac Oncol. 2009;4:568–77.

[4]　Feigin DS, Friedman PJ, Liston SE, Haghighi P, Peters RM, Hill JG. Improving specificity of computed tomography in diagnosis of malignant mediastinal lymph nodes. J Comput Tomogr. 1985;9:21–32.

[5]　Seely JM, Mayo JR, Miller RR, Muller NL. T1 lung cancer: prevalence of mediastinal nodal metastases and diagnostic accuracy of CT. Radiology. 1993;186:129–32.

[6]　Heavey LR, Glazer GM, Gross BH, Francis IR, Orringer MB. The role of CT in staging radiographic T1N0M0 lung cancer. AJR Am J Roentgenol. 1986;146:285–90.

[7]　Conces DJ Jr, Klink JF, Tarver RD, Moak GD. T1N0M0 lung cancer: evaluation with CT. Radiology. 1989;170(3 Pt 1): 643–6.

[8]　Li H, Zhang Y, Cai H, Xiang J. Pattern of lymph node metastases in patients with squamous cell carcinoma of the thoracic esophagus who underwent three-field lymphadenectomy. Eur Surg Res. 2007;39:1–6.

[9]　Castellino RA, Blank N, Hoppe RT, Cho C. Hodgkin disease: contributions of chest CT in the initial staging evaluation. Radiology. 1986;160:603–5.

[10]　Castellino RA. The non-Hodgkin lymphomas: practical concepts for the diagnostic radiologist. Radiology. 1991;178: 315–21.

[11]　McLoud TC, Kalisher L, Stark P, Greene R. Intrathoracic lymph node metastases from extrathoracic neoplasms. AJR Am J Roentgenol. 1978;131:403–7.

[12] Mahon TG, Libshitz HI. Mediastinal metastases of infradiaphragmatic malignancies. Eur J Radiol. 1992;15:130–4.

[13] Libson E, Bloom RA, Halperin I, Peretz T, Husband JE. Mediastinal lymph node metastases from gastrointestinal carcinoma. Cancer. 1987;59:1490–3.

[14] Riquet M, Berna P, Brian E, Vlas C, Bagan P, Le Pimpec Barthes F. Intrathoracic lymph node metastases from extrathoracic carcinoma: the place for surgery. Ann Thorac Surg. 2009;88:200–5.

[15] Lengele B, Hamoir M, Scalliet P, Gregoire V. Anatomical bases for the radiological delineation of lymph node areas. Major collecting trunks, head and neck. Radiother Oncol. 2007;85:146–55.

[16] Carter CL, Allen C, Henson DE. Relation of tumor size, lymph node status, and survival in 24,740 breast cancer cases. Cancer. 1989;63:181–7.

[17] Berlin JM, Warner MR, Bailin PL. Metastatic basal cell carcinoma presenting as unilateral axillary lymphadenopathy: report of a case and review of the literature. Dermatol Surg. 2002;28:1082–4.

[18] Hockstein S, Keh P, Lurain JR, Fishman DA. Ovarian carcinoma initially presenting as metastatic axillary lymphadenopathy. Gynecol Oncol. 1997;65:543–7.

[19] Suwatanapongched T, Gierada DS. CT of thoracic lymph nodes. Part I: anatomy and drainage. Br J Radiol. 2006;79:922–8.

[20] Yu JT, Provenzano E, Forouhi P, Malata CM. An evaluation of incidental metastases to internal mammary lymph nodes detected during microvascular abdominal free flap breast reconstruction. J Plast Reconstr Aesthet Surg. 2011;64:716–21.

[21] Aronberg DJ, Peterson RR, Glazer HS, Sagel SS. Superior diaphragmatic lymph nodes: CT assessment. J Comput Assist Tomogr. 1986;10:937–41.

第 3 章
腹部淋巴结解剖

Amreen Shakur，Aileen O'Shea，Mukesh G. Harisinghani

在大多数原发性腹部恶性肿瘤中，淋巴结转移是常见现象。肿瘤细胞会进入淋巴管并沿着淋巴引流路径向淋巴结移动。一般来说，淋巴管和淋巴结伴随原发肿瘤的供血动脉或引流静脉存在，它们都位于韧带、肠系膜、结肠系膜和其他腹膜腔之内。淋巴结转移通常按照递进式方向进行，即从原发肿瘤转移到离原发肿瘤最近的淋巴结，然后再向淋巴引流路径中更远的部位扩散。没有累及离原发肿瘤近的淋巴，而直接转移到离原发肿瘤较远的淋巴结（被称为"跳跃"转移）的情况是比较罕见的。要了解每个器官的淋巴引流路径，关键在于了解该器官的韧带、肠系膜、腹膜附着部位以及血管供应[1]。

了解每个器官的淋巴引流路径有以下几个方面的益处。首先，当原发肿瘤的位置已知时，我们可以通过溯源该器官的供血动脉，来预测淋巴结转移首次可能出现的位置[2,3]。其次，当临床上未知肿瘤的原发位置时，通过识别特定位置的异常淋巴结，可以追踪该区域的供血动脉或引流静脉，从而确定原发器官。最后，它还允许我们通过观察治疗部位以外的淋巴结站，来预测治疗后疾病复发或淋巴结转移可能出现的位置，或者了解治疗后疾病进展的模式。腹部淋巴引流模式的位置详见表 3.1。

根据大小标准（表 3.2）诊断恶性淋巴结的准确性较低，这在已发表的文章中有所描述[4,5]。

正常大小的淋巴结可能是恶性的，而肿大的淋巴结可能是非恶性的（见图 3.1）[6-8]。新型的 MRI 淋巴结造影剂，如葡聚糖包裹的超小超顺磁性氧化铁颗粒（Ferumoxtran-10）和呋喃莫昔铁（Ferumoxytol），在区分这两种淋巴结状态时展现了优势[9]。这些纳米颗粒以网状内皮系统为目标，由巨噬细胞携带进入淋巴结，导致 T2 和 T2* 的弛豫时间被缩短。在正常的淋巴结中，含有大量的巨噬细胞，而在转移性淋巴结中，巨噬细胞相对缺少，从而引起 MRI 高信号强度[10]。

PET-CT 在某些癌症亚型中的应用已经得到广泛认可。例如，在食管癌和肛门癌的诊断过程中，它是一项重要的辅助检查。在结直肠癌以及局部胃癌和胰腺癌的诊断中，PET-CT 在检测远处转移方面具有很大的帮助[11-13]。

表 3.1　腹部淋巴引流模式的位置汇总 [4]

结构	位置	来源	输出至	引流区域	备注
心包旁淋巴结	在食管胃交界周围	胃底和贲门的淋巴管	左胃淋巴结	胃底和贲门	心包旁淋巴结通常有 5 或 6 个
胃左淋巴结	在胃的小弯部，沿着胃左血管的走向	胃小弯的淋巴管	腹腔淋巴结	胃的小弯部	胃左淋巴结通常有 10 ~ 20 个
胃右淋巴结	在胃的小弯部，沿着胃右血管的走向	胃小弯的淋巴管	腹腔淋巴结	胃的小弯部	胃右淋巴结通常有 2 或 3 个
胃网膜左淋巴结	在胃的大弯部，沿着左胃网膜血管的走向	胃大弯的淋巴管	脾淋巴结	胃大弯的左部	胃网膜左淋巴结通常有 1 或 2 个
胃网膜右淋巴结	在胃的大弯部，沿着右胃网膜血管的走向	胃大弯的淋巴管	幽门淋巴结	胃的大弯部	胃网膜右淋巴结通常有 6 ~ 12 个
肝淋巴结	沿着常见的肝动脉的走向	胃右淋巴结，幽门淋巴结	腹腔淋巴结	肝和胆囊、肝外胆道、膈肌、胰脏头部和十二指肠	肝淋巴结引流一部分膈肌，因为膈肌和肝脏有共同的胚胎起源
囊性淋巴结	在胆囊颈附近	胆囊的淋巴管	肝淋巴结	胆囊	囊性淋巴结先引流到网膜孔淋巴结，然后引流到肝淋巴结
幽门淋巴结	在胃十二指肠动脉末端附近	胰十二指肠淋巴管	肝淋巴结	胰腺头部、十二指肠、胃大弯的右半部	幽门淋巴结通常有 6 ~ 8 个
胰十二指肠淋巴结	沿着胰十二指肠血管弓的走向	十二指肠和胰腺的淋巴管	幽门淋巴结	十二指肠和胰腺头部	胰腺的淋巴液通过 3 个不同的方向排出：胰十二指肠淋巴结，胰脾淋巴结，上肠系膜淋巴结
胰脾淋巴结	沿着脾血管的走向	胰腺和胃大弯的淋巴管	腹腔淋巴结	胰腺颈部、体部和尾部；胃大弯侧的左半部分	胰腺的淋巴液通过 3 个不同的方向排出：胰十二指肠淋巴结，胰脾淋巴结，上肠系膜淋巴结

结构	位置	来源	输出至	引流区域	备注
腹腔淋巴结	腹腔动脉干周围	肝淋巴结、胃淋巴结、脾淋巴结	肠淋巴干	肝脏、胆囊、胃、脾、胰腺	肠系膜上淋巴结数量为3~6个
肠系膜淋巴结	沿着直肠动脉及其分支，以及肠系膜动脉的走向。在形成肠系膜的腹膜叶间	位于肠系膜附着处的外围淋巴结	肠系膜上淋巴结	小肠	肠系膜淋巴结的数量可能多达200个；在肠癌病例中，这是一个重要的淋巴结群
肠系膜上淋巴结	沿着肠系膜上动脉的走向	肠系膜淋巴结、回结肠淋巴结、右结肠淋巴结、中结肠淋巴结	腹腔淋巴结、肠淋巴干	由肠系膜上动脉供应的肠管和内脏	肠系膜上淋巴结在小肠和大肠肠癌症的传播中很重要
肠系膜下淋巴结	肠系膜下动脉根部周围	位于边缘动脉伴沿线的外围淋巴结	腰链淋巴结、肠系膜上淋巴结	横结肠的远端1/3、降结肠、乙状结肠、直肠	肠系膜下淋巴结的数量可能高达90个；在结肠癌和直肠癌病例中，这是一个重要的淋巴结群
回结肠淋巴结	沿着回结肠血管的走向	位于回结肠伴沿线的外围淋巴结	肠系膜上淋巴结	回肠、盲肠、阑尾	靠近回盲瓣附近的回结肠淋巴结可分为两组：盲结肠淋巴结和阑尾淋巴结
右结肠淋巴结	沿着右结肠血管的走向	位于边缘动脉沿线的外围淋巴结	肠系膜上淋巴结	升结肠、盲肠	右结肠淋巴结数量大约为70个
中结肠淋巴结	沿着中结肠血管的走向	位于肠系膜附件沿线的外围淋巴结	肠系膜上淋巴结	横结肠	中结肠淋巴结数量大约为40个
左结肠淋巴结	沿着左结肠血管的走向	位于边缘动脉沿线的外围淋巴结	肠系膜下淋巴结	降结肠、乙状结肠	左结肠淋巴结数量大约为30个
直肠淋巴结	沿着直肠血管的走向	来自直肠和肛管的淋巴结	肠系膜下淋巴结	直肠、肛管	直肠旁淋巴结是一种较小的淋巴结，定位不够明确
主动脉旁淋巴结	从主动脉杈到膈肌主动脉裂孔。沿着下腔静脉和腹主动脉的走向	髂总淋巴结；来自腹后壁和内脏的淋巴管	左、右腰干由腰淋巴结的输出淋巴管汇合而成	下肢、盆腔器官、会阴、腹壁前后方、肾脏、肾上腺、呼吸膜	又称腰淋巴结；肠干流向左侧腰淋巴干；腰淋巴干汇合形成胸导管/乳糜池

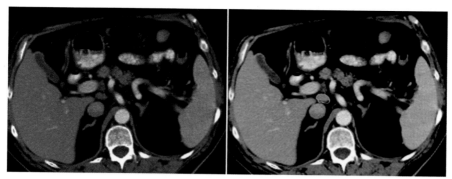

图3.1　肝硬化患者的轴位CT图像显示了一个肿大的门-腔静脉间隙淋巴结（蓝色）

3.1　恶性肿瘤的淋巴结转移

3.1.1　肝脏

肝细胞癌（HCC）是最常见的原发性内脏恶性肿瘤[14]。在肝细胞癌中，淋巴结转移（LNM）较为罕见，但通常与不良预后相关（见图 3.2）。术后单个和多个淋巴结转移的患者的中位生存时间分别为 52 个月和 14 个月[15]。表 3.2 概述了肝细胞癌的区域淋巴结。肿瘤扩散的潜在途径有几种，包括表浅和深层的途径，分布在膈肌的下方和上方。广泛分布的表浅淋巴网络（见图 3.3）位于 Glisson 鞘下。表浅淋巴的引流可以被划分为以下 3 个主要群组。

（1）通过肝十二指肠韧带和肝胃韧带的路径，这是淋巴结转移最常见的分布方式。

（2）膈淋巴丛是另一个重要的引流途径，因为肝脏的大部分直接与膈肌接触或通过冠状韧带和三角韧带间接接触。然而，通过这条途径的淋巴结转移经常被忽视。

（3）罕见的淋巴结转移路径是沿着镰状韧带，经过前腹壁深部到达位于剑突下方的腹壁上动脉下的上腹淋巴结。

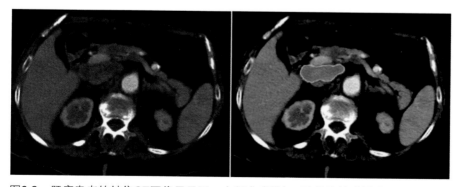

图3.2　肝癌患者的轴位CT图像显示了一个低密度的门-腔静脉转移性淋巴结（蓝色）

深层淋巴网络沿着门静脉引流，先进入肝门淋巴结，然后到肝脏淋巴结，最后到达肝十二指肠韧带的淋巴结。肝十二指肠韧带的淋巴结被分为两个主要的链条：肝动脉链和门静脉后链（见图3.4、3.5）。肝动脉链沿着肝总动脉到达肠系膜上淋巴结，然后引流到乳糜池。门静脉后链位于肝十二指肠韧带中，门静脉的后面（见图3.6）。这条链引流到胰后淋巴结和主动脉下腔静脉间淋巴结（见图3.7），然后引流到乳糜池和胸导管[1]。

表 3.2　提示腹部恶性淋巴结的大小标准[5]

位置	淋巴结短径（mm）
膈脚后	＞6
心包旁	＞8
纵隔	≥10
肝胃韧带	＞8
腹主动脉上部	＞9
门－腔静脉	＞10
肝门	＞7
腹主动脉下部	＞11

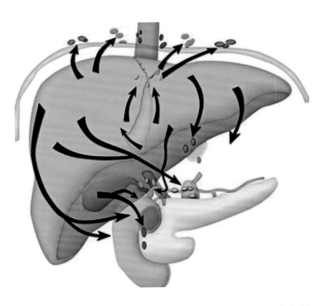

图3.3　肝脏的表浅淋巴引流路径示意。前膈淋巴结由前膈外侧群和前膈内侧群（包括心包旁淋巴结及剑突后淋巴结）构成。镰状韧带的淋巴结沿上腹浅部和深部淋巴结引流至前腹壁。腹上和剑突下淋巴结引流至内乳淋巴结

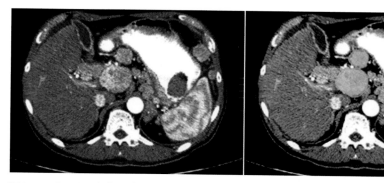

图3.4　在肝细胞癌患者的轴位CT图像中，门静脉周围区域出现肿大且血供丰富的淋巴结（绿色）

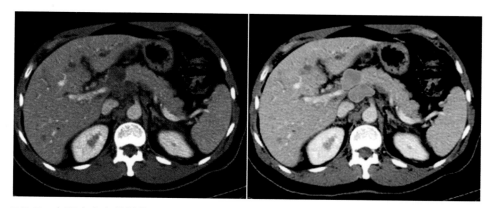

图3.5　在肝癌患者的轴位CT图像中，门静脉周围（绿色）和胰周位置的淋巴结肿大，导致二级胆道阻塞

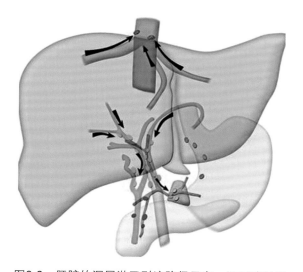

图3.6　肝脏的深层淋巴引流路径示意。深层路径沿着肝静脉到达下腔静脉淋巴结，以及沿着膈神经到达膈旁淋巴结。门静脉路径引流入肝门淋巴结和肝十二指肠韧带的淋巴结，然后再引流入肠系膜上淋巴结和乳糜池

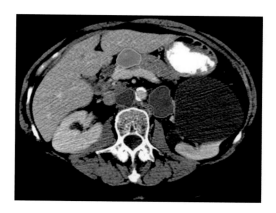

图3.7　胆管癌患者的轴位CT图像显示胰前（黄色）和腹膜后（红色）淋巴结肿大

表 3.3、3.4 列出了肝细胞癌的 N 分期和肝细胞癌的区域淋巴结。已经证实，淋巴结转移是肝细胞癌患者（具有肝外转移）总体生存的主要风险因素，其中未经治疗的患者的总体生存期约为 3 个月[16,17]。手术治疗提供了最佳的长期生存率；然而，仅有大约 20% 的患者在诊断时有机会进行手术[18]。区域淋巴结受累是肝癌切除的禁忌证，对于肝细胞癌伴淋巴结转移的治疗策略尚未达成共识。选择性淋巴结切除后可以期待长期生存，特别是单个淋巴结转移的患者。另外，由于疾病的进展和全身性特征，选择性淋巴结切除对于多发淋巴结转移患者的疗效尚不确定[3]。对于无法进行根治性治疗的患者，非手术治疗的目标是实现局部控制，例如经动脉化疗栓塞术（TACE）。外照射放射治疗（EBRT）仅限于缓解与症状有关的肝细胞癌转移[19]。尽管射频消融常用于治疗原发性肿瘤以达到根治目的，但在肝细胞癌寡转移的情况下，射频消融被证明可以取得很好的疗效[17,20]。

表 3.3　肝细胞癌的 N 分期分类

分期	表现	
NX	区域淋巴结无法评估	
N0	没有区域淋巴结转移	
N1	有区域淋巴结转移	

表 3.4　肝细胞癌的区域淋巴结[7]

肝细胞癌
肝十二指肠韧带
腔静脉淋巴结
肝动脉

3.1.2　胃

胃癌在胃肠道恶性肿瘤中排名第 3[7]。胃癌的淋巴结转移非常常见，随着肿瘤侵袭阶段的加深，其发生率也在增加[21]。

胃的淋巴引流由内在和外在系统组成（见图 3.8）。内在系统包括壁内的黏膜下和浆膜下网络；外在系统在胃外形成淋巴管，这些淋巴管通常沿着胃周围各种腹膜韧带的动脉走行。这些淋巴管将淋巴液引流到相应韧带的淋巴结站，然后再引流到位于腹腔干和肠系膜上动脉根部的中央集合淋巴结[1]。

表 3.5、3.6 列出了胃癌的淋巴结分期和区域引流淋巴结。基于阳性淋巴结的数量，已使用根据手术标本的病理分期确定的淋巴结转移范围作为预后指标。然而，本节描述的淋巴结群是基于日本胃癌分类（JCGC）的解剖位置。

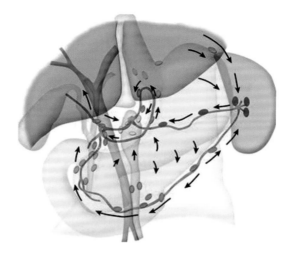

图3.8　胃的淋巴引流途径示意

表 3.5　胃癌的 N 分期分类

分期	表现
NX	区域淋巴结无法评估
N0	无区域淋巴结转移
N1	1 ~ 6 个区域淋巴结转移
N2	7 ~ 15 个区域淋巴结转移
N3	超过 15 个区域淋巴结转移

表 3.6　胃癌的区域淋巴结 [7]

胃癌
胃大弯部
胃大弯
大网膜
胃十二指肠
胃网膜
幽门
胰十二指肠淋巴结
胰脾区
胰脾
胰周
脾脏
胃小弯部
胃小弯
小网膜
胃左
食管 – 贲门
肝总
肝十二指肠韧带

JCGC 将淋巴结分为以下 3 组（见图 3.9）。

- 第 1 组是胃周围的淋巴结，包括位于左心、右心、胃大弯和胃小弯、幽门上和幽门下的淋巴结。这些淋巴结的切除被定义为 D1 级别（见图 3.10）。

- 第 2 组是距离胃周围淋巴结较远的淋巴结。它们包括胃左淋巴结、肝总淋巴结、脾动脉淋巴结、脾门淋巴结、肝固有淋巴结和腹腔淋巴结。切除第 1 组和第 2 组淋巴结被定义为 D2 级别。

- 第 3 组是肝十二指肠韧带淋巴结、胰腺后淋巴结、肠系膜根部淋巴结、食管旁淋巴结和膈淋巴结。第 3 组淋巴结和腹主动脉旁淋巴结的切除被定义为 D3 级别。

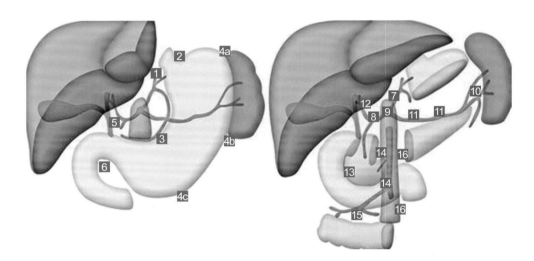

图3.9　依据JCGC对胃周围淋巴结的分组示意。第1组包括：右心部淋巴结（1）、左心部淋巴结（2）、沿胃小弯的淋巴结（3）、沿胃大弯的淋巴结（4）、幽门上淋巴结（5）、幽门下淋巴结（6）。第2组包括：沿胃左动脉的淋巴结（7）、沿肝总动脉的淋巴结（8）、围绕腹膜后动脉的淋巴结（9）、脾门淋巴结（10）、沿脾动脉的淋巴结（11）。第3组包括：肝十二指肠韧带淋巴结（12）、胰腺头后部淋巴结（13）、肠系膜根部淋巴结（14）、横结肠系膜淋巴结（15）、腹主动脉旁淋巴结（16）

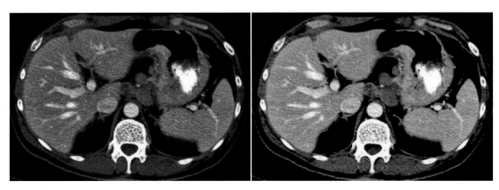

图3.10　胃癌患者的轴位CT图像显示胃小弯处的肝胃淋巴结肿大（橙色）

3.1.3　食管旁和贲门旁淋巴结

食管远端及贲门部位的淋巴液通常引流至位于膈肌上方的食管旁淋巴结，以及位于膈肌下方的贲门旁淋巴结。这些淋巴液可以沿食管向上扩散至纵隔淋巴结，并沿胸导管流向左或右锁骨上淋巴结；或者沿胃左动脉的食管分支向下扩散至胃左淋巴结和腹腔淋巴结（见图 3.11）[1]。

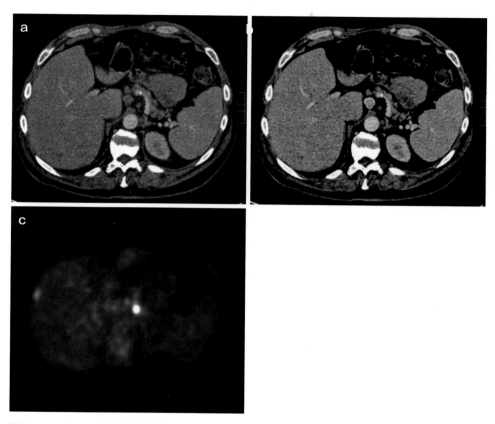

图3.11　a和b. 食管癌患者的轴位CT图像显示腹腔淋巴结肿大（黄色）。c. 该淋巴结在PET-CT扫描中显示FDG高摄取

3.1.4　肝胃韧带淋巴结转移

起源于胃小弯及胃食管交界处（这些区域通常由胃左动脉供血）的肿瘤，一般会转移到肝胃韧带淋巴结（见图3.12）。一级淋巴结群（1 群）包括沿胃小弯、胃左动脉和胃右动脉吻合处的淋巴结。二级淋巴结群包括胃胰间隙中沿胃左动脉和胃左静脉的淋巴结，这些淋巴结向腹腔淋巴结引流。起源于胃窦部胃小弯（由胃右动脉供血）的肿瘤，会引流到胃周淋巴结和胃附近的幽门上淋巴结（1 群）。然后，它们将引流到肝总动脉淋巴结（2 群），这是胃右动脉的起始处或胃右静脉引流入门静脉的区域。从这些淋巴结开始，沿肝动脉继续向腹腔淋巴

结引流（2群）。胃小弯沿肝胃韧带的淋巴吻合形成此区域肿瘤的备用引流路径。由于肿瘤从腹腔淋巴结逆行扩散，胰腺癌较少涉及这些淋巴结[1]。

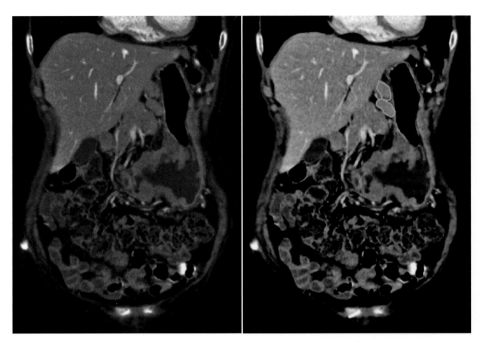

图3.12　胃癌患者的冠状位重建CT图像显示肝胃韧带淋巴结明显肿大（橙色）

3.1.5　胃脾韧带淋巴结转移

位于胃底后壁及胃大弯的肿瘤的淋巴引流，首先进入位于胃脾韧带上段的胃周淋巴结（第1组），随后沿胃短动脉的分支进入脾门淋巴结（第2组）。胃体部胃大弯的肿瘤同样首先流向胃周淋巴结（第1组），然后沿胃网膜左血管前进并引流至脾门淋巴结（第2组）。从脾门出发，肿瘤可能沿脾动脉进一步扩散至肠系膜上动脉处的淋巴结（第2组）。另外，源自胃底后壁和胃体上段的肿瘤可能沿胃后动脉引流至脾动脉的淋巴结，此处淋巴结被称为胰腺上淋巴结或脾肾韧带淋巴结，最终引流至肠系膜上动脉处的淋巴结[1]。

3.1.6　胃结肠韧带淋巴结转移

位于胃窦部胃大弯且在胃网膜右血管分布区的原发性肿瘤，将向伴随胃大弯的胃网膜右血管所附带的胃周淋巴结（第1组）扩散。然后，它们将继续引流至胃结肠干淋巴结（第2组）（见图3.13）或胃网膜右动脉起始处的淋巴结以及胃十二指肠动脉沿线的淋巴结（幽门上或幽门下淋巴结）。从那里，它们可能继续引流至腹腔干或肠系膜上动脉的根部[1]。

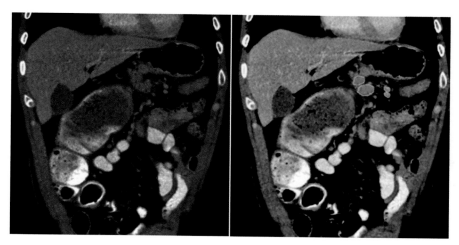

图3.13　胃癌患者的冠状CT重建图像显示胃结肠韧带淋巴结肿大（橙色）

3.1.7　膈下神经淋巴结通路

对于 T1 期的肿瘤患者，一旦存在淋巴结转移，将无法进行内镜下切除手术[23]。那些累及食管胃交界处或胃贲门的肿瘤可能会在肿瘤侵犯其壁后浸润至膈肌。膈肌腹面的淋巴引流，主要通过沿膈肌左侧的十字韧带向胃脾韧带或左肾静脉走向的膈下动脉和膈下静脉的淋巴结进行[1]。

CT 检查是胃癌术前分期最常用的方法，对淋巴结分期的灵敏度为 63% ~ 92%[22]。区域淋巴结的受累也会影响淋巴结清扫的范围和化疗方案的选择。第 1 组淋巴结受累意味着疾病已扩散至浆膜下，这将使患者不能接受腹腔镜下胃切除手术[23,24]。

然而，淋巴引流模式多样、跳跃转移以及正常大小的淋巴结转移仍然是挑战[24]。虽然MRI 被认为在探查淋巴结受累方面的准确性不如 CT，但对于非淋巴结转移性疾病，MRI 可能比 CT 更准确[25]。通过 FDG（氟脱氧葡萄糖）- PET 进行的进一步影像学检查并不能替代胃癌的 CT 检查，但可以补充分期和预后相关的信息[26]。

3.1.8　小肠

小肠最常见的 3 种恶性肿瘤是淋巴瘤、腺癌和类癌。区域淋巴结转移沿着受累部位的血管走向胰头附近的肠系膜上动脉根部（见图 3.14），并延伸至腹膜外[1]。

3.1.9　阑尾

类似于小肠，类癌、非类癌上皮肿瘤和淋巴瘤是阑尾的 3 种最常见肿瘤。阑尾肿瘤的淋巴结转移很少见。通常情况下，淋巴结转移沿着肠系膜根部的回肠结肠血管，到达肠系膜上动脉的起始处和腹主动脉旁区域[1]。

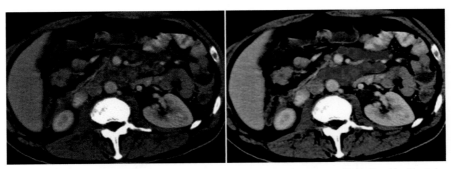

图3.14 淋巴瘤患者的轴位CT图像中，显示了肠系膜根部增大、聚集的淋巴结（红色）

3.1.10 结直肠

结直肠腺癌是最常见的癌症之一，也是导致癌症死亡的最主要原因之一[7]。淋巴结转移是 TNM 分类中最重要的预后因素之一，阳性淋巴结数量的逐步增加定义了其预后，这与较差的预后结果相关（见表 3.7 和图 3.15）[1]。在淋巴结阴性的患者中，5 年生存率为 70% ~ 80%，而在淋巴结阳性的患者中，这一比例为 30% ~ 60%[27]。准确识别异常淋巴结至关重要，因为这将有助于在术前规划手术范围。对于 T1 ~ T2 期直肠肿瘤患者，可能只需要进行局部切除手术。但是，如果存在淋巴结转移（或肿瘤为 T3 期），则需要进行新辅助治疗。此外，识别可能的复发区域也非常重要，特别是在临床环境中癌胚抗原水平升高的情况下[3,28,29]。

表 3.8 列出了结直肠癌的区域淋巴结。大肠壁和直肠壁的淋巴液引流到沿着相应结肠和直肠的动静脉走行的淋巴结[2,3]。淋巴结可以根据位置进行分类（见图 3.16）。

- 伴随直小血管的壁间淋巴结。
- 沿着边缘血管走行的结肠旁淋巴结。
- 沿着回肠结肠、右结肠、中结肠、左升结肠、左降结肠、左结肠和乙状结肠动脉走行的中间肠系膜淋巴结。
- 位于胃结肠干、中结肠动脉起始处和肠系膜下动脉起始处的主要淋巴结。

盲肠和升结肠。淋巴引流通过盲肠旁淋巴结和结肠旁淋巴结进行。这些淋巴结位于结肠系膜侧的边缘血管附近。从结肠旁淋巴结（见图 3.17），淋巴引流沿着回肠结肠动脉（见图 3.18）和右结肠系膜中的血管进行，其中中间肠系膜淋巴结群位于此处。然后，这些淋巴结将引流至位于肠系膜上动脉根部的主要淋巴结。

横结肠。淋巴液从结肠旁淋巴结（沿边缘血管）和结肠内淋巴结（位于中结肠动脉附近）引流至中间肠系膜淋巴结群，然后沿着中结肠动脉，最后到达位于肠系膜上动脉根部的主要淋巴结（见图 3.19）。

表 3.7　结直肠癌的 N 分期

分期	表现
NX	区域淋巴结无法评估
N1	1 ～ 3 个区域淋巴结转移
N2	≥ 4 个淋巴结转移

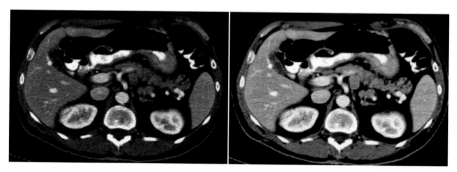

图3.15　结肠癌患者的轴位CT图像，显示了一个肿大的腹腔淋巴结（黄色）

表 3.8　结直肠癌的区域淋巴结 [7]

结直肠癌
结肠周围 / 直肠周围
回结肠
右结肠
中间结肠
左结肠
肠系膜下动脉
直肠上 (痔)

结肠左侧和上段直肠。淋巴液从结肠旁淋巴结和结肠内淋巴结组（沿边缘血管）引流至中间肠系膜淋巴结群（包括左结肠淋巴结），最后到达位于肠系膜下动脉根部的主要淋巴结（见图 3.20）。

直肠下段。存在两个不同的淋巴引流途径：一个是沿着直肠上血管走向肛周脂肪和结肠间隔（见图 3.21 ～ 3.24）；另一个是通过侧路，沿着直肠中血管和直肠下血管走向盆腔淋巴结和闭孔淋巴结，然后到达腹主动脉旁淋巴结（见图 3.25、3.26）

肛管。肛管肿瘤通常会转移至浅腹股沟淋巴结，然后沿着股总动脉走向深腹股沟淋巴结。从这里，它们向上扩散至髂外动脉淋巴结、髂总动脉淋巴结和腹主动脉旁淋巴结（见图 3.27、

3.28）。表 3.9 展示了肛管癌最新的 N 分期。

在结肠癌中，评估疾病分期的一个关键病理特征是引流淋巴结的状况[30]。对于 T3 分期的肿瘤，肿瘤与直肠系膜筋膜之间距离的标准也同样适用于位于肠系膜脂肪内的肠系膜淋巴结（见图3.29）。淋巴结的大小超过 3 mm，而肿瘤转移则较小。如果淋巴结受累（Ⅲ期疾病），以 5－氟尿嘧啶为基础的辅助治疗可以改善生存率[31]。然而，对于淋巴结阴性疾病（Ⅱ期疾病），辅助化疗的益处尚未确立。

相较于传统 MRI 所依赖的大小和形态学，利用超小超顺磁性氧化铁（USPIO）造影剂的 MRI 已被证明可以提升淋巴结评估的诊断特异性。这对于识别可能需要接受局部切除手术的淋巴结阴性疾病患者具有特殊意义[32]。

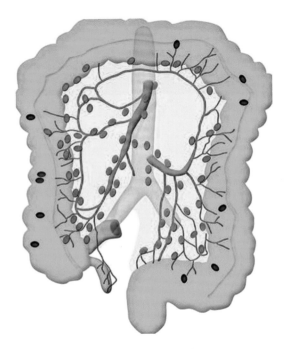

图3.16　结肠的淋巴引流途径示意

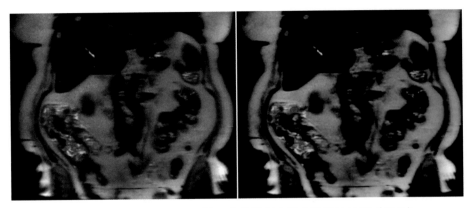

图3.17　冠状位T2加权图像，显示了结肠癌的结肠右升支淋巴结转移（红色）

　　由于解剖影像学的非特异性，在治疗决策确定之前，常常需要进行额外的影像学检查和穿刺活检来确定转移性疾病的诊断。在原发性直肠癌中，PET-CT 已被证明能够识别出可能通过放化疗实现完全缓解的患者。PET-CT 有可能可以辨别出那些适合进行监控而非立即行根治性切除手术的患者[33]。

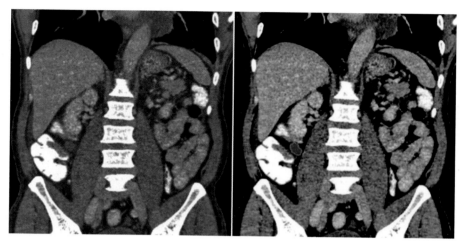

图3.18　冠状位重建的CT图像显示，盲肠癌患者的回盲肠淋巴结肿大（红色）

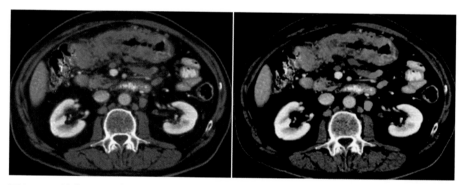

图3.19　轴位CT图像，显示了横结肠恶性肿瘤患者的转移性结肠周围淋巴结（红色）、肠系膜淋巴结（黄色）和左腹主动脉旁淋巴结（绿色）

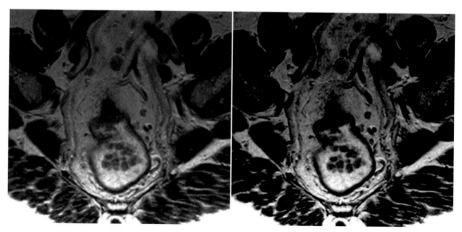

图3.20　斜矢状位T2加权图像，显示了直肠癌患者的转移性肠系膜下淋巴结（蓝色）

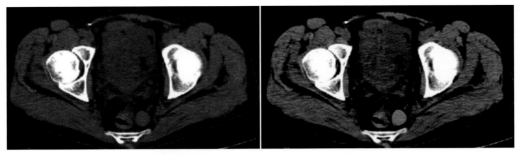

图3.21 轴位CT图像显示，直肠癌患者的左侧直肠周围淋巴结肿大（蓝色）

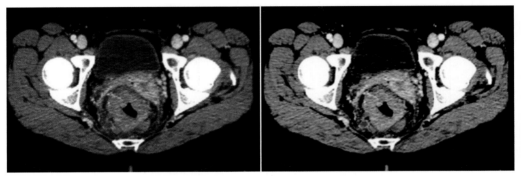

图3.22 轴位CT图像，显示了直肠癌患者的转移性直肠周围淋巴结（蓝色）

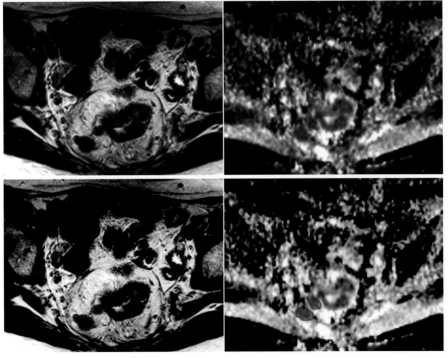

图3.23 轴位T2加权图像（左侧）和表观扩散系数（ADC）图（右侧）显示了直肠癌患者的转移性直肠周围淋巴结（蓝色），其扩散受限并在ADC图上呈低信号

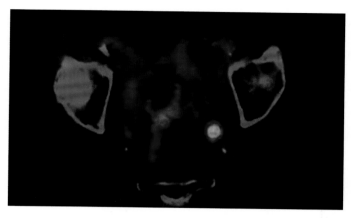

图3.24　轴位PET-CT融合图像，显示了高FDG亲和力的左侧直肠周围转移性淋巴结

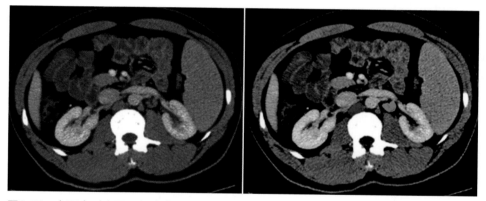

图3.25　直肠癌（未显示）患者的轴位CT图像显示，腹腔后淋巴结（紫色）和左腹主动脉旁淋巴结转移（绿色）

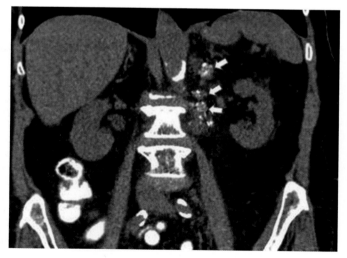

图3.26　原发性结肠黏液腺癌患者的冠状位CT重建图像显示，左腹主动脉旁淋巴结钙化转移（箭头）

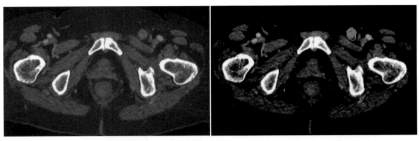

图3.27　肛管癌患者的CT轴位图像显示，左腹股沟淋巴结转移（蓝色）

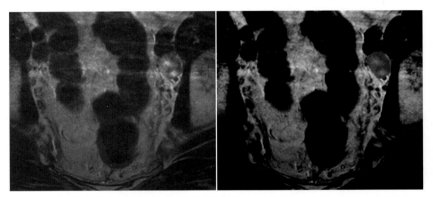

图3.28　肛管癌患者的轴位T2加权图像显示，左侧髂外淋巴结转移（紫色）

表 3.9　肛管癌的 N 分期

分期	表现	
N0	无区域淋巴结转移	
N1	区域淋巴结存在转移	
N1a	腹股沟淋巴结、直肠系膜淋巴结和（或）髂内淋巴结转移	
N1b	髂外淋巴结转移	
N1c	髂外淋巴结、腹股沟淋巴结、直肠系膜淋巴结和（或）髂内淋巴结转移	

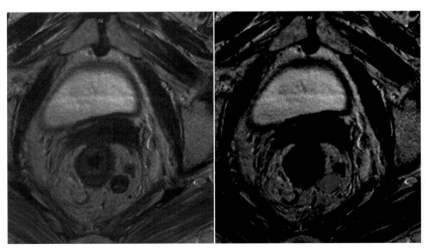

图3.29　直肠癌患者的轴位T2加权图像显示，信号不均的直肠周围淋巴结转移（蓝色）

3.2　腹膜后淋巴结

3.2.1　肾脏、上尿路和肾上腺恶性肿瘤

肾脏的淋巴引流来自 3 个丛：第 1 个位于肾脏被膜下方，第 2 个位于肾小管周围，第 3 个位于肾周脂肪组织中。这些丛汇入淋巴干，沿着肾静脉从肾门沿途到达腹主动脉旁淋巴结，然后通过乳糜池，主要经过胸导管到达左锁骨上淋巴结。近端输尿管的淋巴引流到达肾血管和性腺动脉区域的腹主动脉旁淋巴结。中部输尿管的淋巴引流到达髂总动脉淋巴结，下部输尿管的淋巴引流到达髂外动脉淋巴结和髂内动脉淋巴结。所有髂部淋巴结汇入腹主动脉旁淋巴结、乳糜池，主要经过胸导管到达左锁骨上淋巴结。肾上腺的淋巴引流到达腹主动脉旁淋巴结[1]。

3.2.2　恶性肿瘤的淋巴结转移

3.2.2.1　肾脏肿瘤

肾脏肿瘤占所有癌症病例和死亡病例的 3%[34]，其中大部分为肾细胞癌（RCC）。淋巴结转移是肾癌患者的重要预后指标[35, 36]，报道显示，淋巴结阳性患者的 5 年疾病特异生存率为 21%～38%[1, 2, 37]。然而，没有淋巴结受累（N0）的患者的 5 年生存率高于 50%[38]。

肾细胞癌的淋巴转移通常首先出现在区域淋巴结，这些淋巴结包括从肾门到腹主动脉旁的淋巴结，并沿肾动脉排列（见图 3.30）。淋巴结受累会使患者远处转移的风险增加一倍[3]。10%～15% 的患者出现区域淋巴结受累，但并没有远处转移。淋巴结转移可能会进一步发生在肾门以上或以下，然后通过胸导管转移到乳糜池和左锁骨上淋巴结。偶尔，还会向纵隔淋巴结和肺门淋巴结转移[1]。

表 3.10 列出了肾癌的 N 分期。病理性淋巴结的诊断具有挑战性，因为大约 50% 的肿大的区域淋巴结仅仅是增生性的[39]。目前，对于可疑淋巴结的评判标准是：短轴直径大于或等于 1 cm，形态失去椭圆形并且脂肪窦消失。区域中 3 个或更多淋巴结的聚集也提示有转移扩散的可能性。

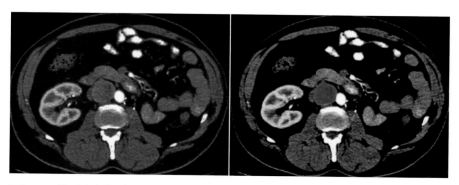

图3.30　接受左肾切除手术治疗肾细胞癌的患者的轴位CT图像显示，主动脉下腔静脉间淋巴结肿大（红色），经活检证实为淋巴结转移

3.2.2.2 尿路上皮肿瘤

在输尿管移行细胞癌（TCC）中，肿瘤会通过侵犯输尿管壁并广泛浸润至淋巴引流区域而向输尿管周围扩散。区域淋巴结转移的位置取决于肿瘤的部位。如果肿瘤起源于肾盂或上段输尿管，转移最初会发生在腹主动脉旁淋巴结（见图3.31）。如果肿瘤位于中段输尿管，转移将发生在髂总动脉淋巴结；而如果肿瘤位于下段输尿管，转移将发生在髂内淋巴结和髂外淋巴结。髂内、外淋巴结最终会引流至腹主动脉旁淋巴结。输尿管壁内的淋巴管为肿瘤直接在壁内扩散提供了条件[1]。

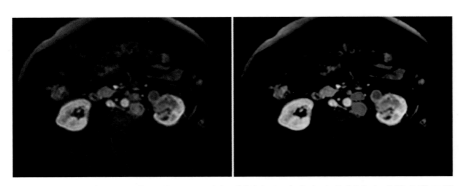

图3.31　轴位增强T1加权图像显示一例左侧移行细胞癌患者左侧腹主动脉旁淋巴结转移（红色）

3.2.2.3 肾上腺肿瘤

肾上腺的原发恶性肿瘤可起源于皮质，表现为肾上腺皮质癌，或起源于髓质，表现为嗜铬细胞瘤或神经母细胞瘤 – 神经节瘤复合体。其中大多数肿瘤通过淋巴转移至腹主动脉旁淋巴结[1]。

3.3　胰腺癌

胰腺癌是第2常见的胃肠道恶性肿瘤，也是癌症相关死亡的第5大原因。其中，大多数（占95%）是来源于外分泌导管上皮的导管腺癌。在所有的病例中，有高达2/3的患者胰腺癌位于胰头部。淋巴结转移在胰腺癌和十二指肠癌中很常见，且预后较差[40, 41]。

3.3.1　淋巴扩散和淋巴结转移

胰头的淋巴液引流路径与胰体和胰尾的引流路径有所不同（见表3.10、3.11和图3.32）。胰头和十二指肠通过沿胰头附近的动脉进行相似的淋巴液引流[41, 42]。主要的引流路径有3个：胃十二指肠动脉、胰十二指肠下动脉及胰背动脉。

（1）胰头周围有众多淋巴结，它们分布在胰腺和十二指肠之间，横结肠系膜根部的上部和下部，以及胰头的前后方位置。虽然这些淋巴结有着各自的名称，如胰十二指肠下淋巴结、胰十二指肠上淋巴结（见图3.33），但是它们统称胰周淋巴结（见图3.34）。

胃十二指肠动脉路径收集来自胰腺前表面的淋巴液，这些液体首先通过胰十二指肠前淋巴结进行引流（见图 3.35 ~ 3.37），同时，胰十二指肠后淋巴结也参与引流，这些淋巴结位于胆管和胰十二指肠下动脉周围，最后，这些淋巴液汇入门脉后淋巴结。

（2）胰十二指肠下动脉路径还收集胰十二指肠前淋巴结和胰十二指肠后淋巴结的淋巴引流，并沿着胰十二指肠下动脉到达肠系膜上动脉淋巴结。偶尔，它们也可能引流至近端空肠系膜的淋巴结。

（3）胰背通道并不常见。它收集胰头内侧边缘的淋巴系统，并沿着胰背动脉的分支流向肠系膜上动脉淋巴结或腹腔淋巴结。胰体和胰尾的淋巴引流则沿着胰背动脉、脾动脉和脾静脉流向腹腔淋巴结。

日本胰腺学会提出的胰腺癌淋巴结分区详见表 3.12。根据美国癌症联合委员会（AJCC）的标准，胰腺癌的 N 分期详见表 3.13。表 3.14 列出了胰腺癌的区域淋巴结。

术前的影像学研究显示，仅根据淋巴结的大小来作为诊断标准并不能准确地判断淋巴结是否转移。正常大小的淋巴结可能存在微小的转移病灶，而增大的淋巴结则常常是反应性的 [43]。由于这种准确性的不足，放射治疗的范围通常包括胰周淋巴结、胃十二指肠动脉淋巴结和胰十二指肠下动脉淋巴结，并且在进行胰十二指肠切除术时，这些淋巴结通常会被切除。然而，需要注意的是，当发现超出常规引流区域和常规手术或放疗范围之外的异常淋巴结，例如在近端空肠系膜或横结肠系膜根部出现低密度和（或）边界不规则的淋巴结时，这些可能是复发病灶的部位 [1]。

目前，对于胰腺癌，唯一可能达到治愈效果的治疗方法是手术切除；然而，在诊断时，仅有 5% ~ 20% 的患者可能适合进行手术切除 [44]。在淋巴结分期方面，区分区域淋巴结与非区域淋巴结的差异对于确定淋巴结是否转移非常重要。在手术中，被识别为异常的淋巴结通常被判断为转移的淋巴结，但这并不是手术的禁忌证。然而，如果在手术中确认存在淋巴结转移，术后需要进行辅助化疗 [45]。对于胰头 / 颈部的肿瘤，这包括腹腔动脉、胰周和胰门区域的淋巴结；对于体部 / 尾部的肿瘤，这包括肝总动脉（CHA）、腹腔动脉、脾动脉和脾门区域的淋巴结。非区域淋巴结受累则被认为已经远处转移，不适合进行手术治疗 [45]。

对于疑似癌症复发的患者，PET-CT 已被证明可以提高诊断的准确性，特别是对于肿瘤标志物水平升高但 CT 扫描结果不确定的患者 [46]。PET-CT 还可以用于协助制订放射治疗计划，与仅依靠 CT 评估相比，它能更准确地显示肿瘤总体积的负荷程度 [47]。

表 3.10　胰腺癌的 N 分期

分期	表现
NX	区域淋巴结无法评估
N0	无区域淋巴结转移
N1	单个淋巴结转移
N2	多个区域淋巴结转移

表 3.11　胰腺头、体、尾部肿瘤中的淋巴结站分组

淋巴结 站分组	胰腺	表现
1	13a, 13b, 17a, 17b	8a, 8p, 10, 11p, 11d, 18
2	6, 8a, 8p, 12a, 12b, 12p, 14p, 14d	7, 9, 14p, 14d, 15
3	1, 2, 3, 4, 5, 7, 9, 10, 11p, 11d, 15, 16a2, 16bl, 18	5, 6, 12a, 12b, 12p, 13a, 13b, 17a, 17b, 16a2, 16b1

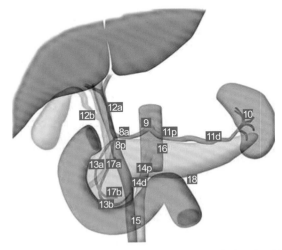

图3.32　根据日本胰腺学会提出的胰腺癌分类，淋巴结站示意（见表3.11）

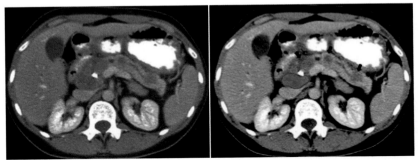

图3.33　轴位CT图像显示转移性肉瘤患者胰腺的多发转移灶（箭头）和胰十二指肠上淋巴结的转移（蓝色）

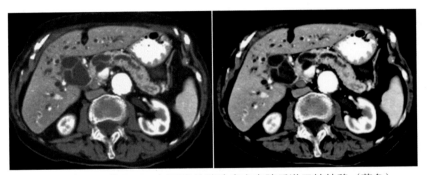

图3.34　轴位CT图像显示一例原发性胰腺癌患者胰后淋巴结转移（蓝色）

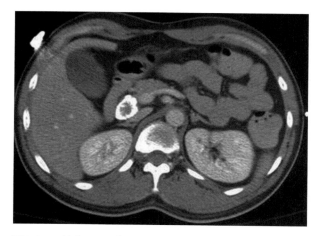

图3.35　轴位CT图像显示痊愈的结核病患者胰十二指肠上部有一钙化淋巴结

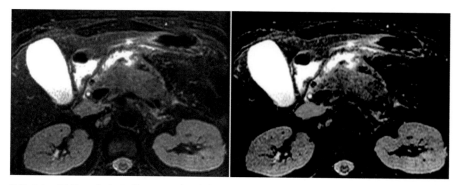

图3.36　轴位T2加权图像显示一例胰腺炎患者胰十二指肠上淋巴结肿大（蓝色）

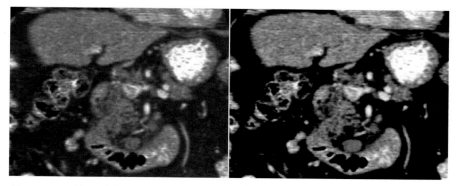

图3.37　冠状面重组图像显示一例来自原发性胰腺癌（未显示）患者的肿大的胰十二指肠下淋巴结（蓝色）

表 3.12　胰腺癌淋巴结分区

分站	命名	
1	右心膈角淋巴结	
2	左心膈角淋巴结	
3	胃小弯侧淋巴结	
4	胃大弯侧淋巴结	
5	幽门上淋巴结	
6	幽门下淋巴结	
7	胃左动脉沿线的淋巴结	
8a	肝总动脉前上组淋巴结	
8p	肝总动脉后组淋巴结	
9	腹腔动脉周围淋巴结	
10	脾门淋巴结	
11p	脾动脉近端淋巴结	
11d	脾动脉远端淋巴结	
12a	肝动脉沿线的淋巴结	
12p	门静脉淋巴结	
12b	胆管淋巴结	
13a	胰头后上方淋巴结	
13b	胰头后下方淋巴结	
14p	肠系膜上动脉近端淋巴结	
14d	肠系膜上动脉远端淋巴结	
15	结肠中动脉沿线的淋巴结	
16	腹主动脉周围淋巴结	
16a1	膈肌主动脉裂孔周围淋巴结	
16b1	腹主动脉周围淋巴结（来自腹腔干上缘至肠系膜下动脉下缘）	
16b2	腹主动脉周围淋巴结（来自肠系膜下动脉上缘至主动脉权）	
17a	胰头上部前表面的淋巴结	
17b	胰头下部前表面的淋巴结	
18	胰腺下缘淋巴结	

表 3.13　胰腺癌的 N 分期

分期	表现	
NX	无法评估区域淋巴结	
N0	无区域淋巴结转移	
N1	区域淋巴结转移	

表 3.14　胰腺癌的区域淋巴结

胰腺癌
胰周
肝静脉
腹腔干
幽门
脾区

付　佳　沈　艳　译

参考文献

[1] Meyers MA, et al. Meyers' dynamic radiology of the abdomen: normal and pathologic anatomy. 6th ed. New York: Springer-Verlag; 2011.

[2] McDaniel KP, Charnsangavej C, DuBrow RA, Varma DG, Granfield CA, Curley SA. Pathways of nodal metastasis in carcinomas of the cecum, ascending colon, and transverse colon: CT demonstration. AJR Am J Roentgenol. 1993;161(1):61–4. https://doi.org/10.2214/ajr.161.1.8517322.

[3] Granfield CA, Charnsangavej C, Dubrow RA, Varma DG, Curley SA, Whitley NO, et al. Regional lymph node metastases in carcinoma of the left side of the colon and rectum: CT demonstration. AJR Am J Roentgenol. 1992;159(4):757–61. https://doi.org/10.2214/ajr.159.4.1529837.

[4] Gest TPP. Anatomy: medcharts. New York: Iloc; 1994.

[5] Dorfman RE, Alpern MB, Gross BH, Sandler MA. Upper abdominal lymph nodes: criteria for normal size determined with CT. Radiology. 1991;180(2):319–22. https://doi.org/10.1148/radiology.180.2.2068292.

[6] Dodd GD, Baron RL, Oliver JH, Federle MP, Baumgartel PB. Enlarged abdominal lymph nodes in end-stage cirrhosis: CT-histopathologic correlation in 507 patients. Radiology. 1997;203(1):127–30. https://doi.org/10.1148/radiology.203.1.9122379.

[7] Morón FE, Szklaruk J. Learning the nodal stations in the abdomen. Br J Radiol. 2007;80(958):841–8. https://doi.org/10.1259/bjr/64292252.

[8] Harisinghani MG, et al. Noninvasive detection of clinically occult lymph-node metastases in prostate cancer. N Engl J Med. 2003;348(25):2491–9. https://doi.org/10.1056/NEJMoa022749.

[9] Mao Y, Hedgire S, Harisinghani M. Radiologic assessment of lymph nodes in oncologic patients. Curr Radiol Rep. 2013;2(2):36. https://doi.org/10.1007/s40134-013-0036-6.

[10] Neuwelt A, Sidhu N, Hu C-AA, Mlady G, Eberhardt SC, Sillerud LO. Iron-based superparamagnetic nanoparticle contrast agents for MRI of infection and inflammation. AJR Am J Roentgenol. 2015;204(3):W302–13. https://doi.org/10.2214/AJR.14.12733.

[11] Gauthé M, et al. Role of fluorine 18 fluorodeoxyglucose positron emission tomography/computed tomography in gastrointestinal cancers. Dig Liver Dis. 2015;47(6):443–54. https://doi.org/10.1016/j.dld.2015.02.005.

[12] Harisinghani MG, et al. Ferumoxtran-10-enhanced MR lymphangiography: does contrast-enhanced imaging alone suffice for accurate lymph node characterization? AJR Am J Roentgenol. 2006;186(1):144–8. https://doi.org/10.2214/AJR.04.1287.

[13] Frija J, Bourrier P, Zagdanski AM, De Kerviler E. Diagnosis of a malignant lymph node. J Radiol. 2005;86(2 Pt 1):113–25. https://doi.org/10.1016/s0221-0363(05)81331-9.

[14] Egner JR. AJCC cancer staging manual. JAMA. 2010;304(15):1726–7. https://doi.org/10.1001/jama.2010.1525.

[15] Kobayashi S, et al. Surgical treatment of lymph node metastases from hepatocellular carcinoma. J Hepato-Biliary-Pancreat Sci. 2011;18(4):559–66. https://doi.org/10.1007/s00534-011-0372-y.

[16] Xia F, et al. Positive lymph node metastasis has a marked impact on the long-term survival of patients with hepatocellular carcinoma with extrahepatic metastasis. PLoS One. 2014;9(4):e95889. https://doi.org/10.1371/journal.pone.0095889.

[17] Pan T, et al. Percutaneous CT-guided radiofrequency ablation for lymph node oligometastases from hepatocellular carcinoma: a propensity score–matching analysis. Radiology. 2016;282(1):259–70. https://doi.org/10.1148/radiol.2016151807.

[18]   Clark HP, Carson WF, Kavanagh PV, Ho CPH, Shen P, Zagoria RJ. Staging and current treatment of hepatocellular carcinoma. Radiographics. 2005;25(Suppl 1):S3–23. https://doi. org/10.1148/rg.25si055507.

[19]   Kalogeridi M-A, et al. Role of radiotherapy in the management of hepatocellular carcinoma: a systematic review. World J Hepatol. 2015;7(1):101–12. https://doi.org/10.4254/wjh.v7.i1.101.

[20]   Wu H, Liu S, Zheng J, Ji G, Han J, Xie Y. Transcatheter arterial chemoembolization (TACE) for lymph node metastases in patients with hepatocellular carcinoma. J Surg Oncol. 2015;112(4):372–6. https://doi.org/10.1002/jso.23994.

[21]   Hartgrink HH, et al. Extended lymph node dissection for gastric cancer: who may benefit? Final results of the randomized Dutch gastric cancer group trial. J Clin Oncol. 2004;22(11):2069–77. https://doi.org/10.1200/JCO.2004.08.026.

[22]   Smyth EC, Verheij M, Allum W, Cunningham D, Cervantes A, Arnold D. Gastric cancer: ESMO Clinical Practice Guidelines for diagnosis, treatment and follow-up†. Ann Oncol. 2016;27:v38–49. https://doi.org/10.1093/annonc/mdw350.

[23]   Japanese Gastric Cancer Association. Japanese gastric cancer treatment guidelines 2014 (ver. 4). Gastric Cancer. 2017;20(1):1–19. https://doi.org/10.1007/s10120-016-0622-4.

[24]   Young JJ, et al. Ligaments and lymphatic pathways in gastric adenocarcinoma. Radiographics. 2019;39(3):668–89. https://doi.org/10.1148/rg.2019180113.

[25]   Dicken BJ, Bigam DL, Cass C, Mackey JR, Joy AA, Hamilton SM. Gastric adenocarcinoma: review and considerations for future directions. Ann Surg. 2005;241(1):27–39. https://doi. org/10.1097/01.sla.0000149300.28588.23.

[26]   Coburn NG. Lymph nodes and gastric cancer. J Surg Oncol. 2009;99(4):199–206. https://doi. org/10.1002/jso.21224.

[27]   Ong MLH, Schofield JB. Assessment of lymph node involvement in colorectal cancer. World J Gastrointest Surg. 2016;8(3):179–92. https://doi.org/10.4240/wjgs.v8.i3.179.

[28]   Taylor FGM, Swift RI, Blomqvist L, Brown G. A systematic approach to the interpretation of preoperative staging MRI for rectal cancer. Am J Roentgenol. 2008;191(6):1827–35. https://doi.org/10.2214/AJR.08.1004.

[29]   Steup WH, Moriya Y, van de Velde CJH. Patterns of lymphatic spread in rectal cancer. A topographical analysis on lymph node metastases. Eur J Cancer. 2002;38(7):911–8. https://doi.org/10.1016/s0959-8049(02)00046-1.

[30]   Rajput A, et al. Meeting the 12 lymph node (LN) benchmark in colon cancer. J Surg Oncol. 2010;102(1):3–9. https://doi. org/10.1002/jso.21532.

[31]   Wolpin BM, Meyerhardt JA, Mamon HJ, Mayer RJ. Adjuvant treatment of colorectal cancer. CA Cancer J Clin. 2007;57(3):168–85. https://doi.org/10.3322/canjclin.57.3.168.

[32]   Koh D-M, et al. Diagnostic accuracy of nodal enhancement pattern of rectal cancer at MRI enhanced with ultrasmall superparamagnetic iron oxide: findings in pathologically matched mesorectal lymph nodes. Am J Roentgenol. 2010;194(6):W505–13. https://doi.org/10.2214/AJR.08.1819.

[33]   Pozo ME, Fang SH. Watch and wait approach to rectal cancer: a review. World J Gastrointest Surg. 2015;7(11):306–12. https://doi.org/10.4240/wjgs.v7.i11.306.

[34]   American Cancer Society. Cancer facts & figures 2020. https://www.cancer.org/research/cancer-facts-statistics/all-cancer-facts-figures/cancer-facts-figures-2020. html. Accessed 11 Oct 2020.

[35]   Karakiewicz PI, et al. Tumor size improves the accuracy of TNM predictions in patients with renal cancer. Eur Urol. 2006;50(3):521–8; discussion 529. https://doi.org/10.1016/j. eururo.2006.02.034.

[36]   Lughezzani G, et al. Prognostic significance of lymph node invasion in patients with metastatic renal cell carcinoma: a population-based perspective. Cancer. 2009;115(24):5680–7. https://doi.org/10.1002/cncr.24682.

[37]   Capitanio U, et al. Stage-specific effect of nodal metastases on survival in patients with nonmetastatic renal cell carcinoma. BJU Int. 2009;103(1):33–7. https://doi.org/10.1111/j.1464-41 0X.2008.08014.x.

[38]   Tadayoni A, Paschall AK, Malayeri AA. Assessing lymph node status in patients with kidney cancer. Transl Androl Urol. 2018;7(5):766–73. https://doi.org/10.21037/tau.2018.07.19.

[39]   Israel GM, Bosniak MA. Renal imaging for diagnosis and staging of renal cell carcinoma. Urol Clin North Am. 2003;30(3):499–514. https://doi.org/10.1016/s0094-0143(03)00019-3.

[40]   Takahashi T, Ishikura H, Motohara T, Okushiba S, Dohke M, Katoh H. Perineural invasion by ductal adenocarcinoma of the pancreas. J Surg Oncol. 1997;65(3):164–70. https://doi.org/10.1002/(sici)1096-9098(199707)65:3<164::aid-jso4>3.0.co;2-4.

[41]   Kayahara M, Nakagawara H, Kitagawa H, Ohta T. The nature of neural invasion by pancreatic cancer. Pancreas. 2007;35(3):218–23. https://doi.org/10.1097/mpa.0b013e3180619677.

[42]   Pawlik TM, et al. Prognostic relevance of lymph node ratio following pancreaticoduodenectomy for pancreatic cancer. Surgery. 2007;141(5):610–8. https://doi.org/10.1016/j.surg.2006.12.013.

[43]   Wong JC, Raman S. Surgical resectability of pancreatic adenocarcinoma: CTA. Abdom Imaging. 2010;35(4):471–80. https://doi.org/10.1007/s00261-009-9539-2.

[44]   Laeseke PF, Chen R, Jeffrey RB, Brentnall TA, Willmann JK. Combining in vitro diagnostics with in vivo imaging for

earlier detection of pancreatic ductal adenocarcinoma: challenges and solutions. Radiology. 2015;277(3):644–61. https://doi.org/10.1148/radiol.2015141020. Accessed 5 Oct 2020.

[45]　Pietryga JA, Morgan DE. Imaging preoperatively for pancreatic adenocarcinoma. J Gastrointest Oncol. 2015;6(4):343–57. https://doi.org/10.3978/j.issn.2078-6891.2015.024.

[46]　Cameron K, et al. Recurrent pancreatic carcinoma and cholangiocarcinoma: 18F-fluorodeoxyglucose positron emission tomography/computed tomography (PET/CT). Abdom Imaging. 2011;36(4):463–71. https://doi.org/10.1007/s00261-011-9729-6.

[47]　Parlak C, Topkan E, Onal C, Reyhan M, Selek U. Prognostic value of gross tumor volume delineated by FDG-PET-CT based radiotherapy treatment planning in patients with locally advanced pancreatic cancer treated with chemoradiotherapy. Radiat Oncol. 2012;7(1):37. https://doi.org/10.1186/1748-717X-7-37.

第 4 章
盆腔淋巴结解剖

Amreen Shakur，Aileen O'Shea，Mukesh G. Harisinghani

了解盆腔腹股沟淋巴结群的解剖学和命名，对于盆腔泌尿生殖系肿瘤的准确分期至关重要。淋巴结不仅在疾病的分期和治疗方面至关重要，而且还是预测疾病的重要因素。

4.1 盆腔淋巴结的分类和解剖位置

4.1.1 髂总淋巴结

髂总淋巴结群是由 3 个亚群组成：外侧群、中间群和内侧群（见图 4.1）。外侧群位于髂总动脉的外侧，是髂外淋巴结外侧链的延伸（见图 4.2、4.3）。内侧群位于两个髂总动脉之间的三角形区域（从主动脉分叉处到髂总动脉分为髂外动脉和髂内动脉的分叉处），骶淋巴结也位于该群内（见图 4.4）。中间群位于腰骶窝（后内侧以下腰椎或上骶椎为界，前外侧以腰大肌为界，前内侧以髂总血管为界）以及髂总动脉和髂总静脉之间[1]。

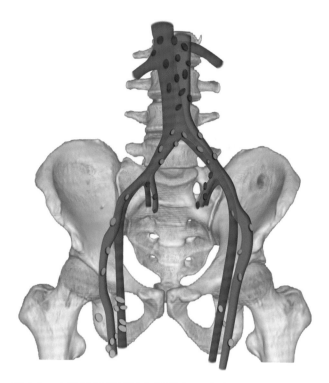

图4.1　主动脉旁淋巴结为深紫色，髂总淋巴结为绿色，髂外淋巴结为浅紫色，髂内淋巴结为蓝色。髂总淋巴结群包括3个亚群：外侧群位于髂总动脉的外侧，是髂外淋巴结外侧链的延伸，内侧群位于两个髂总动脉围成的三角形区域，其中包括骶淋巴结；中间群位于腰骶窝内。图中也显示了这些淋巴结与髂总静脉的关系

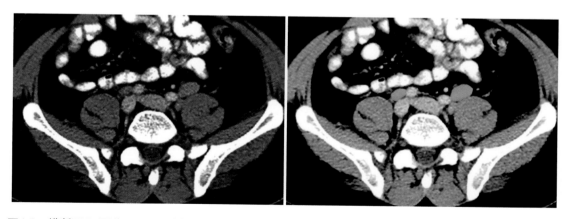

图4.2　横断面CT图像显示了双侧髂总淋巴结（绿色）

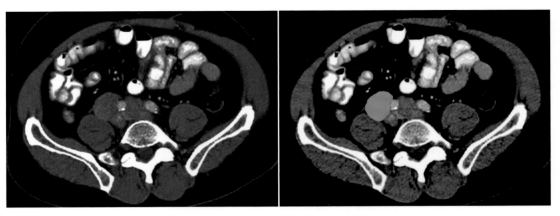

图4.3　横断面CT图像显示髂总淋巴结肿大（绿色）

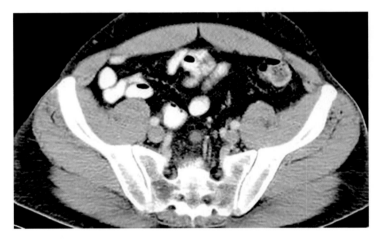

图4.4　横断面CT图像显示了髂总淋巴结内侧亚群的骶淋巴结（紫色）

4.1.2　髂外淋巴结

　　髂外淋巴结群包括3个亚群：外侧群、中间群和内侧群（见图4.5、4.6）。外侧群包括位于髂外动脉外侧的淋巴结（见图4.7）；中间群包括位于髂外动脉和髂外静脉之间的淋巴结（见图4.8）；内侧群包括位于髂外静脉内后方的淋巴结，也被称为闭孔淋巴结（见图4.9、4.10）[2]。

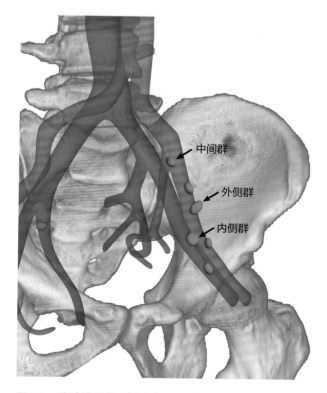

图4.5　髂外淋巴结（紫色）。示意图显示髂外淋巴结包括：髂外动脉外侧的外侧淋巴结链，髂外动脉与髂外静脉之间的中间淋巴结链，髂外静脉内后方的内侧淋巴结链（也称闭孔淋巴结）

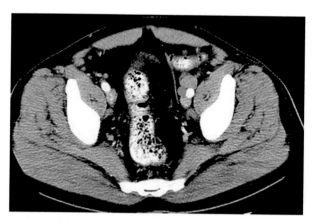

图4.6　横断面增强CT图像显示了髂外淋巴结群的3条链，包括：外侧链（紫色）、中间链（绿色）、内侧链（红色）

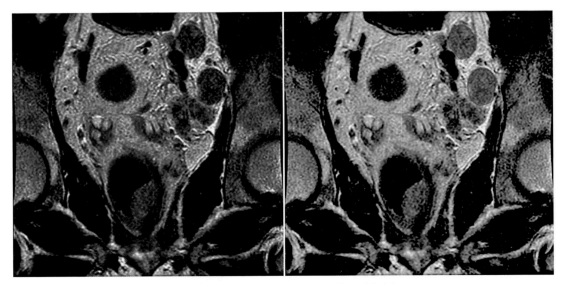

图4.7 直肠癌患者的冠状位T2加权图像显示左侧髂外淋巴结肿大（蓝色）

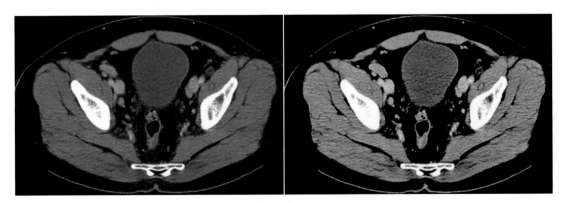

图4.8 横断面CT图像显示了右侧髂外淋巴结（黄色）

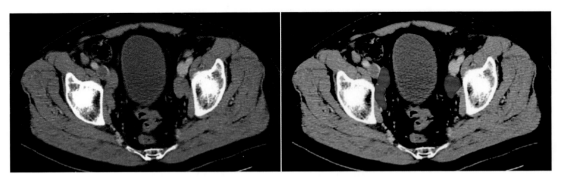

图4.9 横断面CT图像显示双侧闭孔淋巴结肿大（紫色）

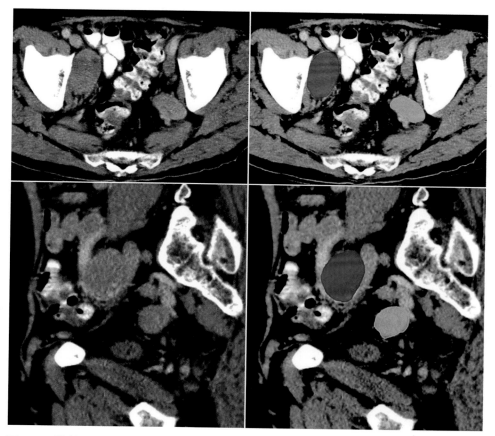

图4.10 横断面和冠状位重建CT图像显示右侧闭孔淋巴结（紫色）和左侧髂内淋巴结（蓝色）肿大

4.1.3 髂内淋巴结

髂内淋巴结，也称下腹淋巴结，是由沿髂内动脉及其脏支分布的一些淋巴结链组成（见图 4.11、4.12 ）。这组淋巴结中的髂内外结合部淋巴结位于髂内动脉和髂外动脉的交界处 [2]。

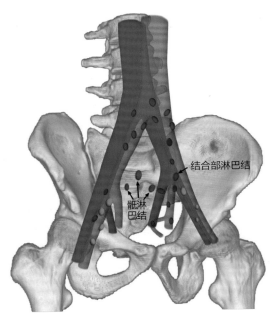

图 4.11　髂外淋巴结为浅紫色，髂内淋巴结为蓝色，髂总淋巴结为绿色。示意图显示髂内淋巴结群沿髂内动脉及其脏支分布。图中还可见位于盆腔正中的骶淋巴结和髂内外动脉交界处的结合部淋巴结

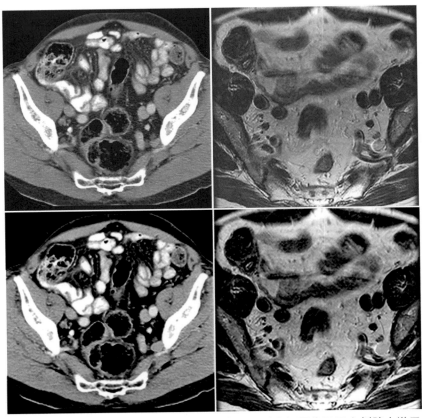

图4.12　横断面CT（左）和横断面T2加权MRI（右）图像显示左侧髂内淋巴结（蓝色）位于髂内动脉的后方

4.1.4　腹股沟淋巴结

这组淋巴结由腹股沟浅表和深部淋巴结组成（见图 4.13）。腹股沟浅表淋巴结位于腹股沟韧带前方的皮下组织中，沿股浅静脉和隐静脉分布（见图 4.14 ～ 4.16），其前哨淋巴结位于大隐静脉汇入股总静脉处。腹股沟深部淋巴结位于股动脉和股静脉的周围（见图 4.17）。腹壁下动脉和旋髂动脉的起始处是腹股沟深部淋巴结和髂外淋巴结内侧链的解剖学标志[2]。

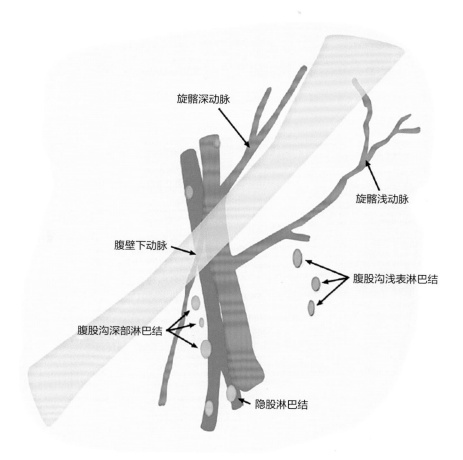

图4.13　腹股沟淋巴结示意。图中显示了腹股沟浅表和深部淋巴结与股总动脉、股总静脉和隐静脉的相对位置，腹股沟浅表组的前哨淋巴结位于隐股静脉交界处

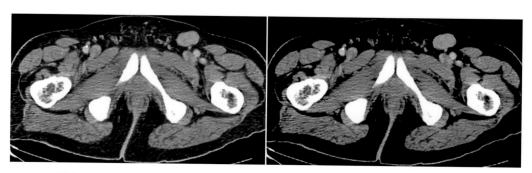

图4.14　横断面CT图像显示左侧腹股沟淋巴结肿大（黄色）

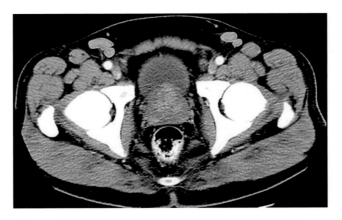

图4.15　横断面CT图像显示了腹股沟浅表淋巴结的位置

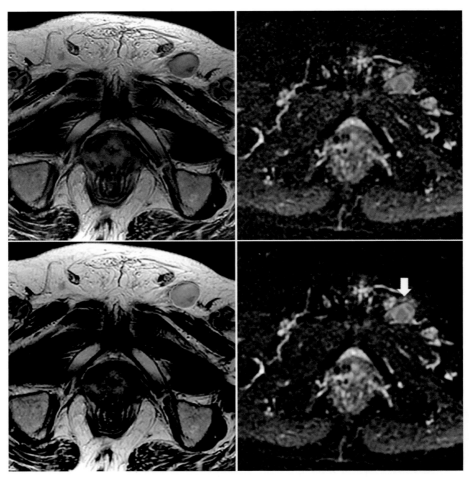

图4.16　横断面T2加权MRI（左）和表观扩散系数图（右）显示左侧腹股沟淋巴结肿大（黄色），弥散受限，ADC呈低信号（箭头）

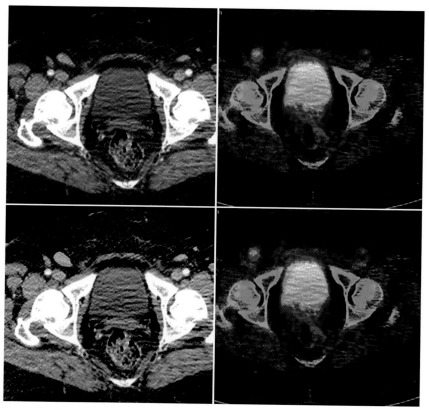

图4.17　横断面CT和PET-CT融合图像显示一例外阴癌患者右侧腹股沟淋巴结（黄色）FDG高摄取

4.1.5　内脏周围淋巴结

这些淋巴结位于盆腔脏器附近，是它们相邻器官的区域淋巴结。

- 直肠周围淋巴结，位于结肠系膜脂肪内（见图4.18），沿直肠上动脉引流至肠系膜下动脉淋巴结。

- 膀胱周围淋巴结，位于膀胱周围。

- 前列腺周围淋巴结，与前列腺相邻。

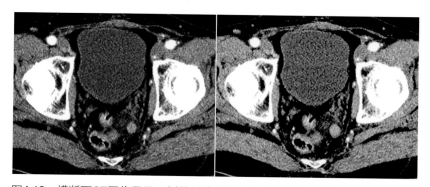

图4.18　横断面CT图像显示一例前列腺癌患者直肠周围淋巴结转移（黄色）

4.2 淋巴结异常的诊断标准

4.2.1 大小

有多项研究表明，淋巴结的大小是否异常取决于肿瘤的位置和类型[3]。通常判断淋巴结肿大的标准是：腹股沟淋巴结短径 ≥ 15 mm，髂淋巴结短径 ≥ 10 mm，大多数其他盆腔淋巴结短径 ≥ 6 ~ 10 mm[3]。但未肿大的淋巴结中21% ~ 74%是恶性的。PET-CT、扩散加权MRI（DW-MRI）及超小超顺磁性氧化铁（USPIO）MRI 等功能成像技术，通过代谢和生理形态的变化，在识别较小淋巴结是否异常方面具有重要作用[3]。

PET-CT 探测到正电子湮灭事件和随后发射的两个高能光子[4]。FDG 是一种葡萄糖类似物，许多恶性肿瘤都表现为葡萄糖代谢升高，因此是最常用的示踪剂。FDG 进入代谢活性细胞，因不能被扩散出去而显影。但是 PET-CT 也会出现一些假阴性（比如肿瘤低代谢）和假阳性（比如感染、炎症、生理性早期摄取）的结果，所以在癌症的早期有一定局限性。因此，PET-CT 通常用于一些晚期癌症（宫颈癌）和肿瘤可疑复发的初步评估[3,4]。

USPIO 是用于血管内皮系统的靶向造影剂，具有缩短 T2 的作用[3]。因此，正常淋巴结在造影后表现为 T2 加权图像低信号，而被肿瘤侵犯的淋巴结相对于周围组织表现为高信号。尽管该技术的灵敏度和特异度都优于传统 MRI，但在目前的临床实践中，其常规应用于评估淋巴结还存在一定的局限性[3,5]。

4.2.2 形态和边界

中央伴有脂肪淋巴门的卵圆形淋巴结通常提示为良性，短径与长径比值高的淋巴结（即圆形淋巴结）更倾向于恶性[3,4]。研究表明，形态不规则的淋巴结更有可能发生转移[6]。

4.2.3 内部结构

在 T2 加权 MRI 上，被肿瘤侵犯的淋巴结表现为信号不均匀。同样地，在 CT 上，中央低密度坏死亦可见于转移。

提高分辨率的超声也有助于识别肿瘤淋巴结结构，特别是腹股沟淋巴结。提示恶性的特征包括皮质偏心性增厚、内部回声不均匀和正常淋巴门回声消失[7]。

淋巴结的内部结构异常也可能是原发肿瘤的特征。原发性卵巢肿瘤和膀胱黏液肿瘤可伴有转移性淋巴结内的细微钙化，宫颈和非精原生殖细胞瘤引起的转移性淋巴结可由于坏死而表现为囊性[3,4]。

4.2.4 淋巴结分期

因为不同器官肿瘤的淋巴引流途径和 N 分期是不同的，所以，应注意淋巴结是区域转移还是非区域转移。单个非区域淋巴结受累即 M 期（转移性淋巴结），肿瘤分期为 Ⅳ 期，治疗方式完全不同。表 4.1 总结了常见盆腔恶性肿瘤的区域和非区域淋巴结。

表 4.1　盆腔恶性肿瘤的区域和非区域淋巴结

淋巴结	内脏周围	腹股沟	髂内	髂外	髂总	主动脉旁
外阴	区域	区域	非区域	非区域	非区域	非区域
阴道	区域	区域 *	区域	区域 *	非区域	非区域
睾丸	区域	区域	非区域	区域	非区域	非区域
直肠	区域	非区域	区域	非区域	区域	非区域
前列腺	区域	非区域	区域	区域	非区域	非区域
阴茎	区域	区域	区域	区域	非区域	非区域
卵巢	区域	非区域	区域	区域	区域	区域
子宫	区域	非区域	区域	区域	区域	区域
宫颈	区域	非区域	区域	区域	区域	区域
膀胱	区域	非区域	区域	区域	非区域	非区域
肛门	区域	区域	区域	非区域	非区域	非区域

注号：* 仅代表腹股沟或阴囊的前方区域

4.3　妇科恶性肿瘤

无论是区域还是非区域淋巴结，都是妇科肿瘤转移的常见部位，淋巴结的情况是影响大多数妇科恶性肿瘤预后最重要的因素。手术治疗的目的是切除原发性肿瘤并对局部淋巴结进行分期。在外阴癌、阴道癌和早期宫颈癌中，前哨淋巴结标记或活检对了解淋巴结的情况具有重要作用，从而避免不必要的根治性淋巴结清扫[8]。

4.3.1　女性盆腔淋巴结引流方式

外阴和阴道下部的淋巴引流至腹股沟浅表和深部淋巴结。阴道上部、宫颈和子宫体下段的淋巴引流至阔韧带淋巴结、闭孔淋巴结、髂内淋巴结和髂外淋巴结，最后引流至骶淋巴结。子宫体上部淋巴主要引流至髂外淋巴结。卵巢和输卵管的淋巴沿卵巢动脉、子宫体下部或圆韧带引流至主动脉旁淋巴结，较少从子宫体上部引流至髂淋巴结和腹股沟淋巴结（见表 4.2）。

盆腔上部的淋巴沿双侧主动脉旁淋巴结引流至腹主动脉右侧 L2 椎体水平的乳糜池（见图 4.19）。淋巴通过主动脉裂孔内的胸导管进行引流，下一个淋巴结站是锁骨上区域[1]。

表 4.2　生殖器的盆腔淋巴结引流

淋巴结	盆腔脏器引流
腹股沟	外阴、下阴道（卵巢、输卵管、子宫少见）
骶	阴道上部、宫颈
髂内	阴道上部、宫颈、子宫体下部（外阴少见）
髂外	阴道上部、宫颈、子宫体上部、腹股沟淋巴结
髂总	髂内淋巴结、髂外淋巴结
主动脉旁	卵巢、输卵管、子宫、髂总淋巴结

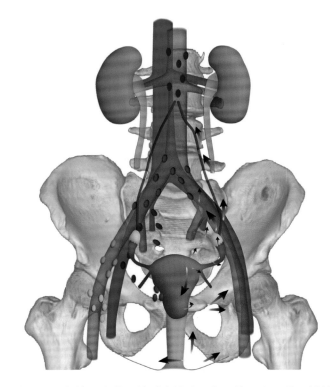

图4.19　女性盆腔淋巴结引流模式示意。外阴和阴道区域的箭头表示该区域淋巴结引流至腹股沟浅表和深部淋巴结，偶尔直接引流至髂淋巴结。宫颈和阴道上部的箭头表示该区域的淋巴结向子宫旁淋巴结、闭孔淋巴结和髂外淋巴结引流，然后沿骶韧带引流至骶淋巴结。卵巢和输卵管的箭头显示了该区域淋巴结引流到主动脉旁淋巴结的途径

4.3.2　恶性肿瘤的淋巴结转移

4.3.2.1　外阴

　　尽管外阴癌是一种罕见的妇科恶性肿瘤，但 10% ~ 25% 的早期患者有淋巴结受累[9]。在外阴癌中，淋巴结阴性的患者 5 年生存率约为 90%，而淋巴结受累的患者 5 年生存率仅为

50%[10]。疾病的预后也与受累淋巴结的大小和数量相关。3 ～ 4 个淋巴结受累的患者 5 年生存率为 36%，有 7 个以上淋巴结受累的患者 5 年生存率下降至 0[4]。

腹股沟浅表淋巴结是最常见的转移部位（见图 4.20）。会阴、阴蒂和小阴唇前部常见双侧引流，因此该部位的肿瘤早期即可转移至腹股沟深部或浅表淋巴结[1]。外阴主要引流至同侧腹股沟淋巴结（见图 4.21），因此，在肿瘤早期对侧腹股沟淋巴结受累很少见。同样，在同侧腹股沟淋巴结没有受累的情况下，对侧腹股沟或盆腔深部淋巴结受累是很罕见的。

淋巴结的情况会影响疾病的分期。在外阴癌患者中，淋巴结转移通常发生在腹股沟淋巴结和股淋巴结，若淋巴结转移到盆腔深部淋巴结，如髂内淋巴结、髂外淋巴结，则为远处转移。单侧区域淋巴结转移为 N1（Ⅲ 期），而双侧区域淋巴结转移为 N2（Ⅳ 期）。表 4.3 介绍了外阴癌的 N 分期。

常规断层成像依赖于外阴癌症的淋巴结大小和形态，对分期影响很小[11]。超声结合细针抽吸（FNA）是评估腹股沟淋巴结的一种替代成像技术，其灵敏度和特异度分别高达 93% 和 100%[12]。

如果影像学图像上有明显的异常淋巴结，可以对这些淋巴结进行放射治疗，从而避免淋巴结切除术。相反，若没有发现可疑淋巴结的情况下，对前哨淋巴结进行活检可以避免进行广泛的淋巴结清扫，从而降低发病率[4,13]。

尽管目前 PET-CT 在外阴癌的分期中作用有限，但它可以用于评估腹股沟淋巴结在清扫前对放疗的代谢反应。此外，与广泛的腹股沟淋巴结清扫相比，PET-CT 可以识别转移的淋巴结，从而进行更精准的放化疗[14]。

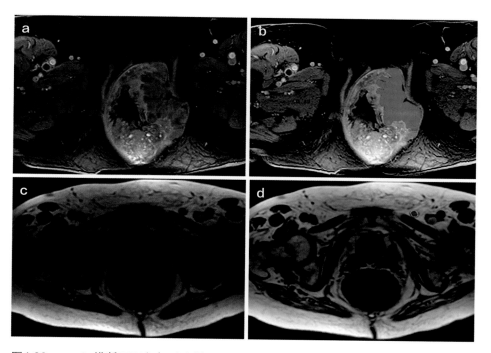

图4.20　a～d. 横断面T1加权对比增强MRI（a）显示外阴癌（粉红色）。c, d. 横断面上方对比增强MRI显示腹股沟浅表淋巴结转移（黄色）

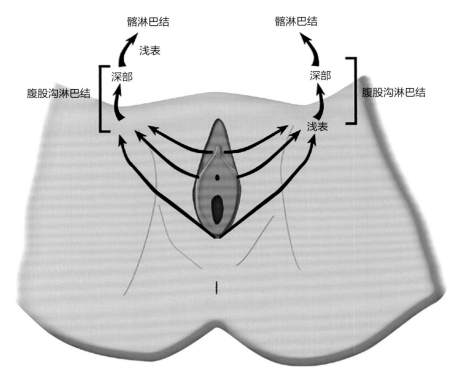

图 4.21　外阴的淋巴引流示意

表 4.3　外阴癌的 N 分期

分期	定义	
NX	区域淋巴结无法评估	
N0	没有区域淋巴结转移	
N1	单侧区域淋巴结转移	
N2	双侧区域淋巴结转移	

4.3.2.2　阴道

　　阴道癌与外阴癌一样少见，在妇科恶性肿瘤中占比不足 3%[15]。阴道是较常见转移部位，尤其是从生殖器以外的部位（如直肠、膀胱）或其他生殖器部位（如宫颈或子宫内膜）直接侵犯而来[1]。

　　阴道癌早期即会出现淋巴结受累。据报道，Ⅰ期发病率为 6% ~ 14%，Ⅱ期发病率为 26% ~ 32%[16]。淋巴结转移沿阴道的淋巴引流途径进行。通常，阴道下 1/3 的肿瘤转移至腹股沟淋巴结（见图 4.22）；阴道穹隆肿瘤累及下腹淋巴结和闭孔淋巴结；阴道后壁肿瘤累及臀部淋巴结。

　　淋巴结转移会影响阴道癌的治疗。美国癌症联合委员会分期系统将区域淋巴结转移归为Ⅲ期。Ⅰ ~ Ⅱ期阴道肿瘤采用针对原发病灶以及肿瘤预期淋巴引流部位［腹股沟和（或）盆腔外侧淋巴结〕的体外放射治疗（EBRT）（见图 4.23）。对于Ⅲ期或ⅣA 期肿瘤，淋巴结定向体外放射治疗是标准的放射治疗方式[15]。表 4.4 概述了阴道癌的 N 分期。

尽管断层成像价值有限，FDG-PET 扫描也可用于这些患者的淋巴结分期。

4.3.2.3　子宫

子宫位于盆腔下部，前面是膀胱，后面是直肠。子宫分为子宫体和子宫颈。

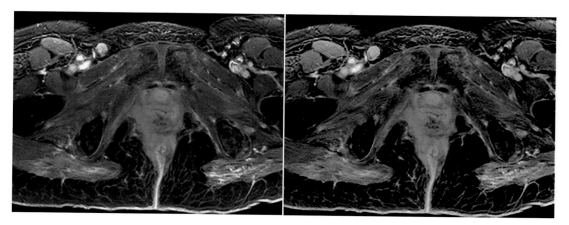

图4.22　横断面T1加权对比增强MRI图像显示阴道癌患者右侧腹股沟淋巴结转移（黄色）

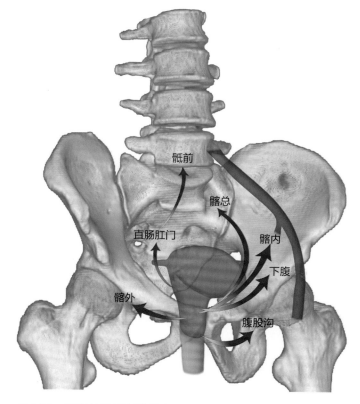

图4.23　阴道的淋巴引流示意

表 4.4　阴道癌、宫颈癌、子宫内膜癌和卵巢癌的 N 分期

分期	定义	
NX	区域淋巴结无法评估	
N0	没有区域淋巴结转移	
N1	区域淋巴结转移	

4.4　宫颈浸润癌

　　淋巴结受累是宫颈癌患者预后不良的指标，随着肿瘤的增长，盆腔淋巴结受累的风险增加 [4]。与无淋巴结转移的患者相比，盆腔淋巴结转移患者 5 年生存率从 85% 降至 71%[17]。腹膜后间隙的淋巴引流是从宫颈淋巴丛到子宫体下段淋巴丛，可分为 3 组引流淋巴管。上组淋巴管沿子宫动脉引流至髂内（下腹）淋巴结上方，中组淋巴管引流至闭孔淋巴结（见图 4.24 ~ 4.26），下组淋巴管引流至臀上淋巴结和臀下淋巴结。最终 3 组淋巴管引流至髂总淋巴结和主动脉旁淋巴结 [18]。锁骨上淋巴结受累很常见，是由于主动脉旁淋巴结通过胸导管向乳糜池内引流。

　　明确淋巴结受累至关重要，这将决定盆腔放疗和化疗是否可以同步进行。然而对淋巴结进行准确的临床评估仍具有挑战性，淋巴结切除术是目前的标准治疗手段。与传统成像相比，USPIO 增强 MRI 在检测淋巴结转移方面具有更好的准确性；然而，该技术在当前临床实践中

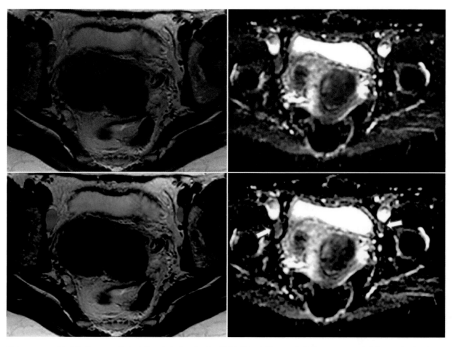

图4.24　横断面T2加权图像（左）和表观扩散系数图（右）显示一例宫颈癌患者双侧闭孔区淋巴结转移（紫色），弥散受限

仍难以普及[3,4]。

　　由于淋巴结通常是有序转移，因此前哨淋巴结活检对早期宫颈癌的诊断具有重要作用[19]。该技术已被证明可以明确淋巴结的状态，蓝染料的检测率高达 94%，放射性示踪剂的检测率为 96%[4,20]，从而减少了不必要的淋巴结切除术[4,19]。PET-CT 广泛应用于晚期宫颈癌的分期和复发性治疗[19,21]，但对疾病早期的诊断价值仍有待探讨。

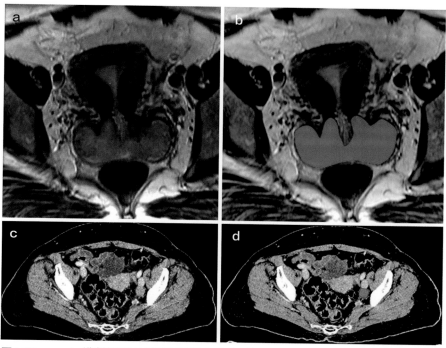

图4.25　a~d. 横断面T2加权MRI显示宫颈癌（粉红色）。c，d. 横断面增强CT图像显示左侧髂外淋巴结肿大、转移（红色）

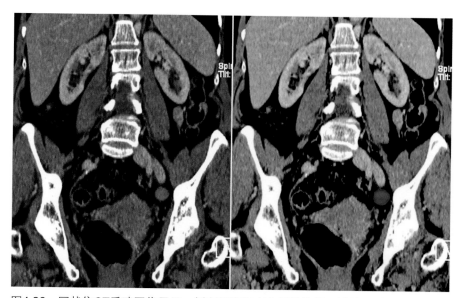

图4.26　冠状位CT重建图像显示一例宫颈癌患者左侧髂外淋巴结转移（紫色）

4.5　子宫内膜癌

　　子宫内膜癌是最常见的妇科恶性肿瘤，90% 的子宫内膜癌源于子宫内膜上皮。腹膜后淋巴结受累是影响预后的指标之一。在子宫内膜癌中，有 1 个及以上淋巴结受累的患者 5 年生存率约为 55%[22]。

　　腹膜后淋巴结引流途径：子宫底部和上部淋巴结沿卵巢血管和淋巴管引流至上腹部主动脉旁淋巴结。孤立的淋巴结转移可以发生在主动脉旁淋巴结，特别是肾门水平的左侧主动脉旁淋巴结，这也是预后不良的因素之一 [4]。子宫中下部淋巴结通过阔韧带沿子宫血管引流至髂内淋巴结和髂外淋巴结（见图 4.27 ～ 4.30），偶尔通过圆韧带的淋巴管引流至腹股沟浅表淋巴结，这些都是远处转移（M1）[4]（见图 4.31）。单侧还是双侧淋巴结受累对疾病分期无影响。

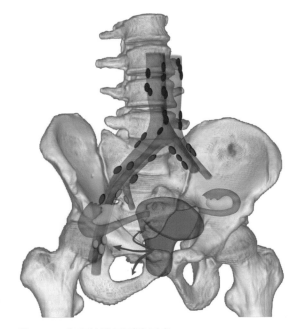

图4.27　宫颈的淋巴引流示意

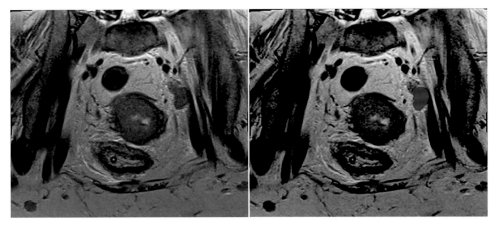

图4.28　冠状位MRI图像显示一例子宫内膜癌患者左侧髂外淋巴结转移（紫色）

　　MRI 在评估子宫肌层浸润深度方面表现出色，但在诊断淋巴结受累方面不够准确（灵敏度为 50%，特异度为 90%）[4]。PET-CT 检查主要用于对可疑复发患者进行再分期和对晚期肿瘤患者进行远处转移的检测 [4]。 PET-MR 和前哨淋巴结取样等新兴技术在子宫内膜癌的治疗中具有良好的前景。

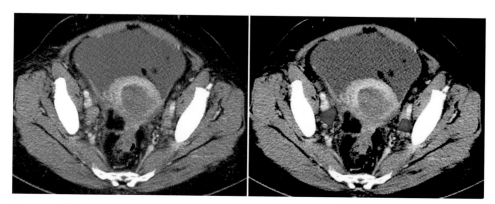

图4.29　横断面CT图像显示一例子宫内膜癌患者双侧髂外淋巴结转移（紫色）

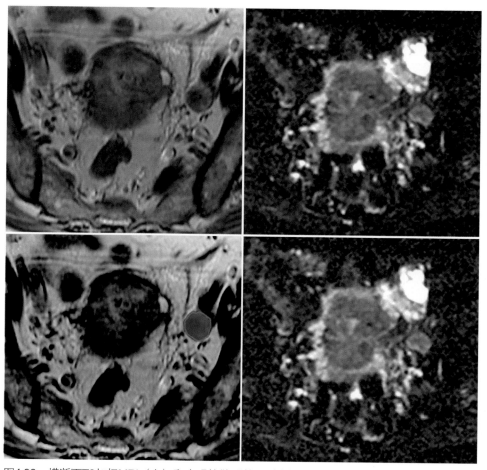

图4.30　横断面T2加权MRI（左）和表观扩散系数图（右）显示左侧髂外淋巴结转移（红色）

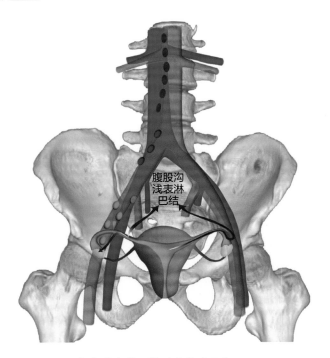

图4.31　子宫内膜癌淋巴结引流模式示意

4.6　输卵管

输卵管淋巴管沿卵巢淋巴管引流至上腹部主动脉旁淋巴结，然后沿子宫血管经阔韧带引流至髂淋巴结。

输卵管癌淋巴结的转移方式与卵巢癌类似，容易转移至主动脉旁淋巴结和盆腔淋巴结。

4.7　卵巢

在卵巢癌中，无论肿瘤的范围如何，有明确的淋巴结转移会将疾病列入更高的分期（ⅢC期）。早期卵巢癌患者的5年生存率为57%～89%，而Ⅲ期卵巢癌症患者的生存率仅为34%[23]。

卵巢癌的淋巴结转移有3条途径：最常见的途径是沿卵巢血管转移到主动脉旁淋巴结（见图4.32和4.33）；其次是沿卵巢分支从子宫血管转移到阔韧带和子宫旁淋巴结，然后转移到髂外淋巴结、闭孔淋巴结和髂总淋巴结；最少见的淋巴转移途径是沿着圆韧带到腹股沟浅表和深部淋巴结，这些淋巴结受累将分期为ⅣB期[4]（见图4.34）。

多排探测器计算机断层扫描（MDCT）无法检出未肿大的淋巴结是否异常，也无法区分是反应性淋巴结还是转移性淋巴结。CT提示淋巴结异常是基于淋巴结的大小（即短径≥1 cm提示异常），但这种方法的灵敏度仅为40%～50%，特异度为85%～95%[24]。沿淋巴引流途径走行的淋巴结坏死和小淋巴结簇可能表明转移[25]。常规 MRI 序列结合 DWI 在衡量疾病严重程度和评估早期治疗的反应方面具有越来越重要的作用[26]。某些部位受累可能使患者失去手术机会,例如小肠肠系膜根部受累、腹腔干上方淋巴结受累、胸膜受累、盆腔侧壁受累和膀胱三角区受累,这些都是无法进行手术切除的[27]。

尽管 PET-CT 对卵巢癌的术前分期没有意义,但其应用于评估可疑复发性卵巢癌的作用已得到广泛认可,尤其是在肿瘤标志物升高的情况下[13]。在治疗后复查时需要了解患者的手术或药物治疗方案,因为这可能会改变淋巴结转移的途径。性腺、肠系膜和膈下通路等少见的转移途径也应进行仔细检查[4]。

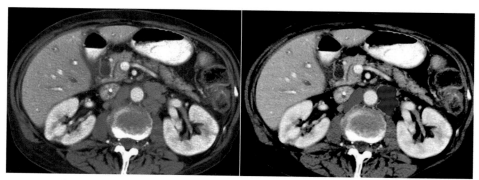

图4.32 横断面CT图像显示一例卵巢癌患者主动脉下腔静脉间(红色)和左侧主动脉旁(紫色)淋巴结转移

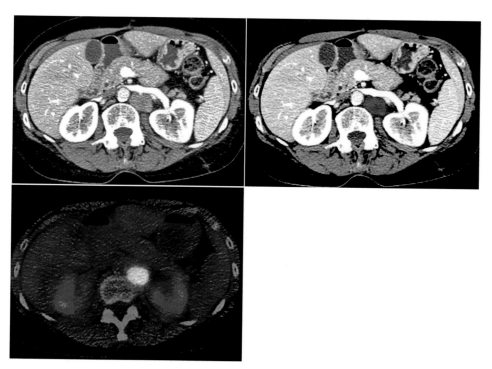

图4.33 横断面CT和PET-CT融合图像显示一例卵巢癌患者左侧主动脉旁淋巴结转移(紫色),FDG高摄取

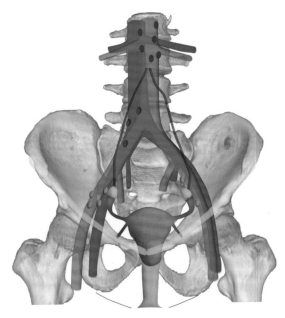

图4.34　卵巢的淋巴引流示意

4.8　男性盆腔泌尿生殖系统恶性肿瘤

男性盆腔泌尿生殖系统恶性肿瘤通常通过盆腔脏器的正常淋巴引流途径转移到盆腔或腹膜后淋巴结。淋巴结转移的途径（腹股沟浅表、盆腔或主动脉旁）取决于原发肿瘤的位置以及手术或其他治疗是否破坏了肿瘤部位的正常淋巴引流，这两点对疾病的准确分期至关重要。

4.8.1　腹股沟浅表通路

腹股沟浅表通路是会阴肿瘤（包括阴茎癌）转移的主要途径（见图4.35）。隐股淋巴结是该通路的前哨淋巴结（见图4.36），肿瘤细胞的转移可能从该淋巴结向上引流到腹股沟深部淋巴结和髂外淋巴结[28]。

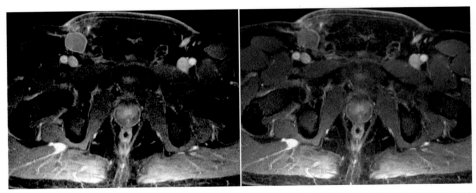

图4.35　横断面T1加权对比增强MRI图像显示一例阴茎癌患者右侧腹股沟浅表淋巴结转移（黄色）

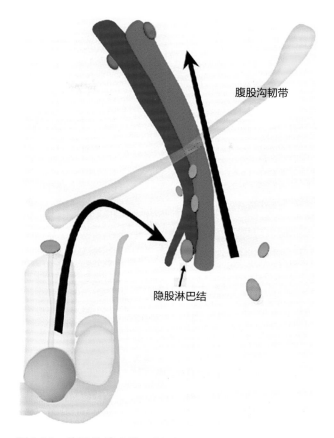

腹股沟韧带

隐股淋巴结

图4.36　腹股沟浅表淋巴结引流途径示意。图中显示阴茎癌的肿瘤细胞沿隐股淋巴结，即腹股沟浅表通路的前哨淋巴结，向上引流至腹股沟深部淋巴结和髂外淋巴结

4.8.2　盆腔通路

盆腔肿瘤可能沿 4 条淋巴引流通路转移（见图 4.37）：①前部通路，将淋巴从膀胱前壁沿闭塞的脐动脉引流到髂内（下腹）淋巴结；②外侧通路，将淋巴从盆腔脏器引流到髂外淋巴结群的内侧链（膀胱外侧壁肿瘤和前列腺癌的特征性传播途径）；③髂内（下腹）通路，将大部分盆腔器官的淋巴沿着髂内淋巴管的内脏分支引流至髂内血管与髂外血管交界处的结合部淋巴结；④骶前通路，包括骶骨和尾骨前方的淋巴丛，向上延伸至髂总淋巴结（见图4.38）。低位盆腔脏器（如前列腺）的晚期肿瘤可能通过直肠周围淋巴管或直接扩散到骶前间隙[28]。

4.8.3　主动脉旁通路

睾丸癌常通过主动脉旁通路进行转移（见图 4.39），该通路不经过盆腔淋巴结。睾丸的淋巴管位于性腺血管的后方。淋巴管在腹股沟环处沿性腺血管继续向上延伸，在腰大肌前方引流至肾门水平的主动脉旁和腔静脉旁淋巴结（见图4.40）。肿瘤的转移可以经这些淋巴结逆行向下转移至主动脉杈[28]。

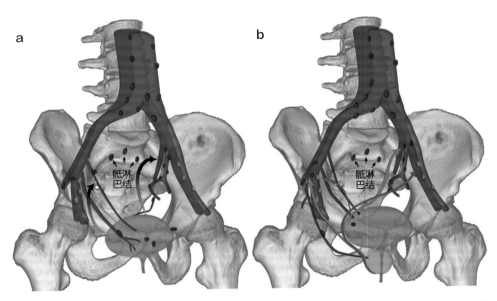

图4.37　淋巴结转移的盆腔通路示意。a. 淋巴通过前部通路（箭头）从膀胱前壁沿闭塞的脐动脉引流到髂内（下腹）淋巴结。b. 淋巴通过外侧通路（小箭头）从盆腔脏器引流到髂外（紫色）淋巴结。淋巴通过髂内（下腹）通路（大箭头），沿髂内血管的内脏分支引流至髂内外结合部淋巴结；淋巴管通过骶前通路，从骶骨和尾骨前的淋巴丛引流

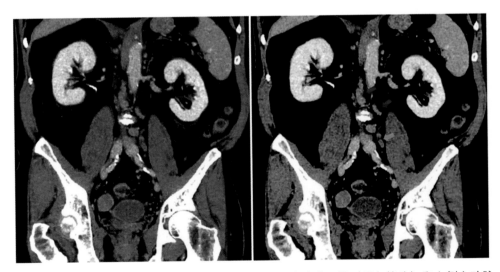

图4.38　冠状位重建CT图像显示淋巴结上行转移，髂总淋巴结（绿色箭头）和左侧主动脉旁淋巴结（紫色箭头）肿大

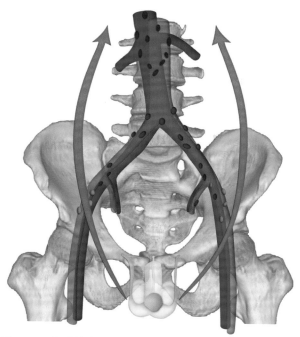

图4.39　主动脉旁淋巴结转移途径（箭头）示意。睾丸癌的肿瘤细胞可以通过淋巴管沿性腺血管向上转移至肾门淋巴结，该转移途径不经过盆腔淋巴结

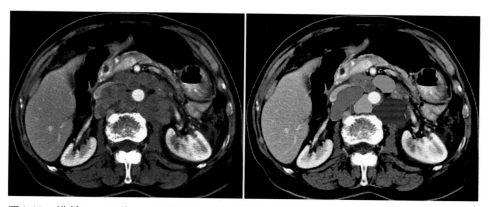

图4.40　横断面CT图像显示腹膜后淋巴结群。红色代表腔静脉后淋巴结链，黄色代表主动脉下腔静脉间淋巴结链，绿色代表主动脉前淋巴结链，紫色代表左侧主动脉旁淋巴结链

4.8.4　治疗后的引流途径

　　由于手术、化疗和放疗可能会改变淋巴结原有的引流方式，因此了解原发肿瘤的治疗方法至关重要。当淋巴结进行清扫或放疗后破坏了正常的淋巴引流时，淋巴结可能会沿其他途径进行转移，这种情况常见于睾丸生殖细胞肿瘤。睾丸癌通常不累及盆腔淋巴结，除非进行了阴囊手术或腹膜后淋巴结清扫。根治性膀胱癌切除术后出现髂总淋巴结和主动脉旁淋巴结转移的发生率高于预期的淋巴结链。同样，前列腺癌放疗或根治术后复发性转移常发生于盆腔外淋巴结[28]。

4.8.5 盆腔泌尿生殖系统恶性肿瘤的淋巴结转移途径

泌尿生殖系统肿瘤通常先转移到区域淋巴结（见表 4.5），最常发生转移的淋巴结因原发肿瘤的位置（前列腺、阴茎、睾丸或膀胱）而异。在 TNM 分期系统中，区域淋巴结转移被归类为 N 分期，而区域外淋巴结转移则被归类为 M 分期。

表 4.5　阴茎癌的 N 分期

分期	定义	
NX	区域淋巴结无法评估	
N0	没有区域淋巴结转移	
N1	腹股沟浅表淋巴结转移	
N2	多发或双侧腹股沟浅表淋巴结转移	
N3	腹股沟深部或盆腔淋巴结转移	

4.8.6 前列腺癌

前列腺癌是男性最常见的肿瘤，是癌症死亡的第二大原因。在根治性前列腺切除术中发现 5%～10% 的前列腺癌患者有淋巴结受累。单个淋巴结转移患者的 5 年生存率为 75%～80%，而多发淋巴结转移的患者仅为 20%～30%[28]。

前列腺癌通过盆腔淋巴引流通路进行转移（见图 4.41）。最常见的引流通路是外侧通路，其中前哨淋巴结是闭孔淋巴结（见图 4.42、4.43）（髂外淋巴结的内侧链）。肿瘤经前哨淋巴结可扩散到髂外淋巴结的中间链和外侧链（见图 4.44）。第二常见的引流通路是髂内（下腹）通路，经髂内（下腹）血管内脏分支的淋巴结（见图 4.45）引流。该通路的前哨淋巴结是位于髂内外血管交界处的结合部淋巴结。

一些淋巴经前通路进行引流，即通过膀胱前方的淋巴结可以转移至髂内淋巴结。前列腺癌也可经骶骨和尾骨前方的骶前通路转移至直肠周围淋巴丛，随后转移至骶外侧淋巴结和骶淋巴结（髂总淋巴结内侧链）[2,29]。当前列腺癌单侧叶受累时，淋巴结常发生同侧转移[30]。

前列腺癌发生转移的区域淋巴结是位于髂总动脉分叉下方的盆腔淋巴结（见图 4.47）：髂内淋巴结（包括骶淋巴结）和髂外淋巴结（包括闭孔淋巴结）（表 4.6）。无论是单侧还是双侧的盆腔淋巴结转移都不影响其分期，即 N 期（表 4.7）。髂总淋巴结转移即为 M1 期（见图 4.48）[3]。

数据显示 MRI 和 CT 检查在评估淋巴结转移方面无明显差异，这两种方法都无法准确检出小淋巴结转移，准确率为 67%～93%，灵敏度为 27%～75%[31]。

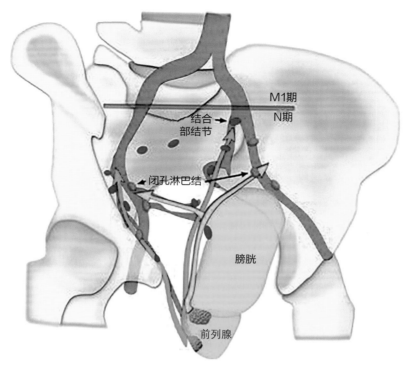

图4.41 前列腺癌的常见转移途径示意。髂外淋巴结群（紫色）中的闭孔淋巴结为外侧途径（黄色箭头），髂内淋巴结群（蓝色）中的结合部淋巴结为下腹途径（绿色箭头）。髂总淋巴结转移考虑远处转移

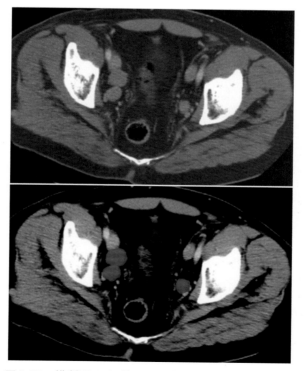

图4.42 横断面CT图像显示一例前列腺癌患者双侧闭孔淋巴结转移（紫色）

　　FDG-PET-CT 在前列腺癌的早期分期中应用有限，因为大多数前列腺癌的代谢不发生糖酵解。由于前列腺与膀胱距离太近，大部分 ^{18}F 经尿液排泄也带来了额外的挑战。替代放射性示踪剂已被广泛应用于疾病复发的评估[3,32]。磷脂前体（如 11C－胆碱）已被广泛应用于检测局灶性前列腺癌和转移性前列腺癌，最近的数据分析显示其汇总灵敏度和特异度为 89%[32]。18-氟西洛韦是一种合成氨基酸，可被前列腺癌细胞转运蛋白优先摄取，汇总灵敏度为 87%，汇总特异度为 66%[32,33]。PSMA 作为跨膜蛋白在前列腺癌细胞中过度表达，放射性示踪剂 Ga-68 PSMA 是一种 PSMA 抑制剂，对前列腺癌复发转移预测的灵敏度和特异度达 86%[3,32]。目前的 NCCN 指南建议，在生化标志物升高的情况下应进行 11-C 胆碱或 18－氟西洛韦 PET-CT 检查[34]。

　　超小超顺磁性氧化铁 MRI 成像具有很大的发展前景，它可以提高 CT 和普通 MRI 检查中隐蔽性转移淋巴结的检测率[35]。

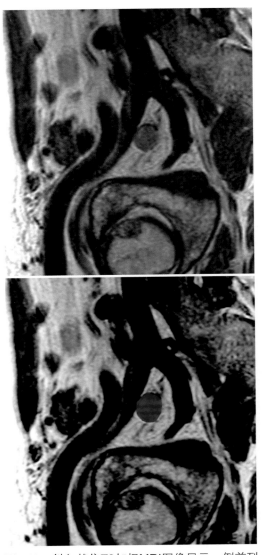

图4.43　斜矢状位T2加权MRI图像显示一例前列腺癌患者闭孔淋巴结转移（紫色）

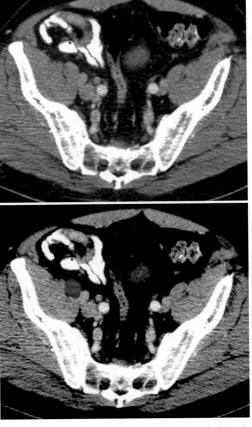

图4.44　横断面CT图像显示一例前列腺癌患者右侧髂外淋巴结转移（紫色）

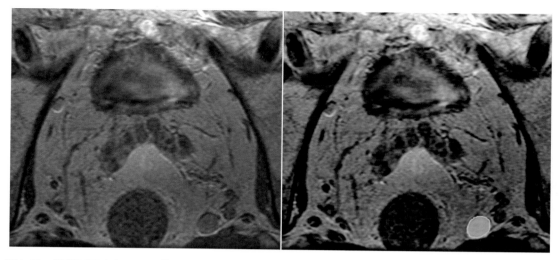

图4.45　横断面T2加权MRI图像显示一例前列腺癌患者左侧髂内淋巴结转移（蓝色）

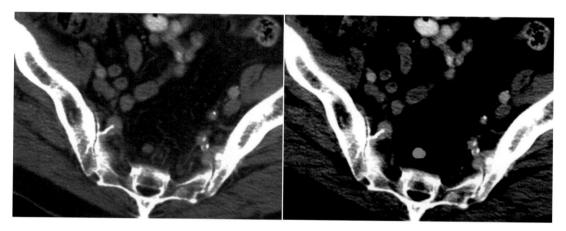

图4.46　横断面CT图像显示一例前列腺癌患者骶前淋巴结转移（绿色）

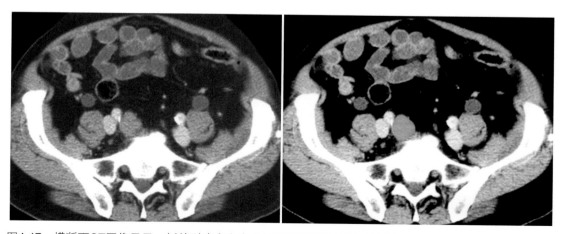

图4.47　横断面CT图像显示一例前列腺癌患者右侧髂总淋巴结转移（绿色）

表 4.6　睾丸癌的 N 分期

分期	定义	
NX	区域淋巴结无法评估	
N0	无区域淋巴结转移	
N1	淋巴结转移≤ 5 个，最大径 < 2 cm	
N2	淋巴结转移 >5 个且每个最大径 < 5 cm；或单个淋巴结转移，最大径为 2 ～ 5 cm	
N3	转移淋巴结最大径 >5 cm	

表 4.7　膀胱癌的 N 分期

分期	定义	
NX	区域淋巴结无法评估	
N0	无区域淋巴结转移	
N1	单个淋巴结转移，最大径 < 2 cm	
N2	单个淋巴结转移，最大径为 2 ～ 5 cm；或多个淋巴结转移，最大径 < 5 cm	
N3	单个淋巴结转移，最大径 > 5 cm	

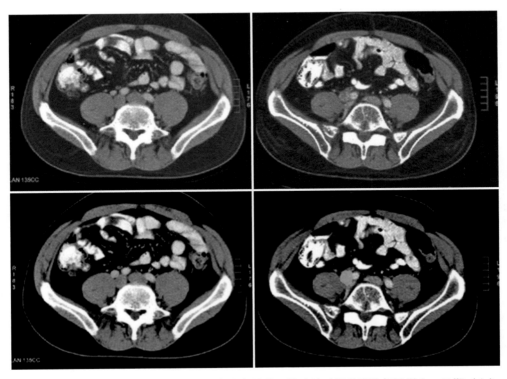

图4.48　横断面CT图像显示一例前列腺癌患者的淋巴结随着时间推移进行性增大。早期（左）显示一个小的右侧髂总淋巴结（绿色）在6个月内逐渐增大（右）

4.8.7　阴茎癌

阴茎癌在所有男性恶性肿瘤中的占比不超过 10%[36]。高达 96% 的阴茎癌患者可触及腹股沟淋巴结（见图 4.49），45% 的患者会有淋巴结转移。在出现 1 ~ 2 个淋巴结转移的患者中 5 年生存率为 82% ~ 88%，2 个以上淋巴结转移的患者 5 年生存率降至 7% ~ 50%[37]。阴茎的淋巴引流有多条通路：外通路是将阴茎和会阴皮肤的淋巴引流至隐股静脉交界处的淋巴结；阴茎头的淋巴经腹股沟深部通路引流至腹股沟深部和髂外淋巴结（见图 4.49）；勃起组织的淋巴经髂内通路引流至髂内淋巴结[1]。阴茎、尿道的淋巴通过腹股沟淋巴管引流至髂内淋巴结（见图 4.50）。

阴茎癌常经腹股沟浅表通路转移（见图 4.51）。隐股淋巴结是阴茎癌的前哨淋巴结，肿瘤细胞经隐股淋巴结向腹股沟深部淋巴结转移，从而转移至髂外淋巴结。然而淋巴结发生跳跃转移是很少见的。由于阴茎底部拥有很复杂的淋巴管网，所以阴茎癌症常发生双侧淋巴结转移。阴茎癌很少累及前列腺和精囊周围的淋巴结[19]。

阴茎癌患者腹股沟浅表、腹股沟深部、髂内或髂外（包括闭孔）的淋巴结转移称为 N 期（区域淋巴结转移）（见表 4.5），而髂总淋巴结转移称为 M1 期（非区域淋巴结转移）。

尽管 CT 和 MRI 检查评估小淋巴结转移具有局限性，但与生化检查相比，它们具有可以评估无法触及的盆腔深部和腹膜后淋巴结的优势[38]。

PET-CT 检查对临床可触及的腹股沟淋巴结肿大的患者具有附加价值（灵敏度和特异度分别高达 96% 和 100%）[3,32]。因此，PET-CT 有助于识别可能对新辅助化疗有效的腹股沟淋巴结肿大患者[3]。

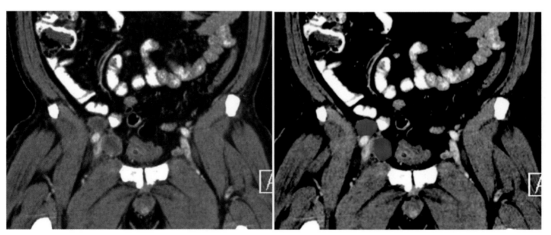

图4.49　冠状位重建CT图像显示一例阴茎癌患者右侧髂外淋巴结转移（紫色）

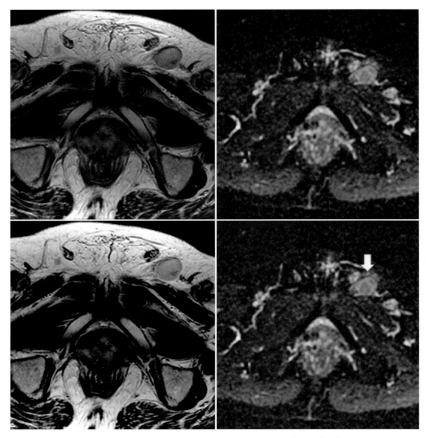

图4.50　横断面T2加权MRI图像（左）和表观扩散系数图（右）显示一例尿道移行细胞癌患者左腹股沟淋巴结转移（黄色），弥散受限（箭头）

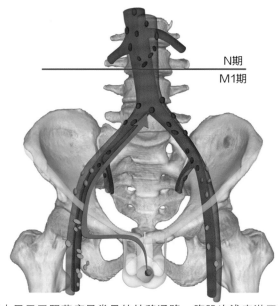

图4.51　图中显示了阴茎癌最常见的转移通路：腹股沟浅表淋巴引流通路（绿色箭头）。隐股淋巴结（橙色）是该通路的前哨淋巴结。髂总淋巴结（绿色）受累提示M1期

4.8.8　睾丸癌

睾丸癌约占男性所有肿瘤的 1%[39,40]。睾丸癌经淋巴结转移的情况比局部侵犯更多见，因为睾丸白膜具有防止肿瘤侵犯的屏障作用[1]。通常睾丸癌患者预后良好，即使发生远处转移的患者 5 年生存率也超过 80%[29]。

睾丸癌经主动脉旁通路发生转移（见图 4.52）。睾丸淋巴沿睾丸静脉进行引流。右侧睾丸发生转移的前哨淋巴结位于第 2 腰椎水平的主动脉下腔静脉间淋巴结链中（见图 4.53）。左侧睾丸发生转移的前哨淋巴结通常位于左肾静脉下方的左侧主动脉旁淋巴结群中（见图 4.54、4.55）。13% 的患者可能经乳糜池和胸导管正常引流途径出现从右到左的淋巴结交叉受累；然而，同侧淋巴结没有受累而出现对侧淋巴结转移的情况是很少见的（＜ 2%）。肿瘤可以经胸导管转移到左锁骨上淋巴结，然后转移到肺部。

不管是从左到右（20% 的病例）还是从右到左的交叉受累，在没有出现同侧淋巴结转移的情况下发生对侧淋巴结转移是很少见的[29,40,41]。随着肿瘤增长，它可能从前哨淋巴结转移至髂总淋巴结、髂内淋巴结和髂外淋巴结。附睾内的肿瘤可以直接转移至髂外淋巴结。睾丸切除术后，盆腔淋巴结和腹股沟淋巴结变为区域淋巴结，因为手术破坏了正常的淋巴引流途径。

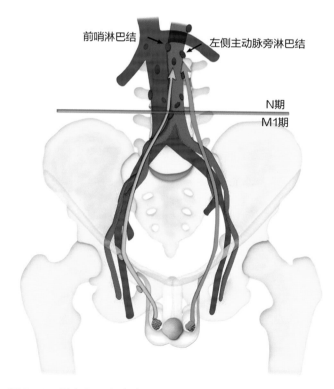

图4.52　图中显示睾丸癌的常见淋巴结转移通路是主动脉旁通路。右侧睾丸出现转移（黄色箭头），前哨淋巴结位于第 2 腰椎水平的主动脉下腔静脉间淋巴结链中。左侧睾丸出现转移（绿色箭头），前哨淋巴结通常位于左肾静脉下方的左侧主动脉旁淋巴结群中

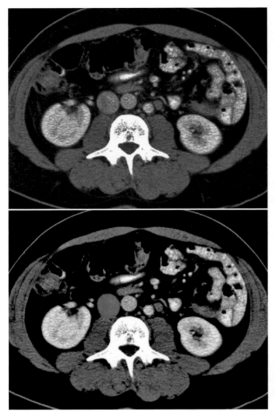

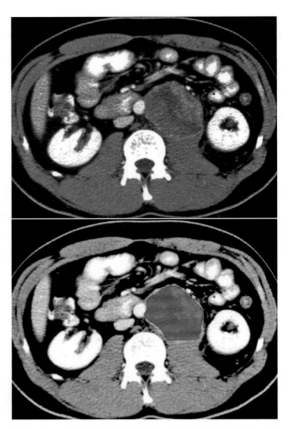

图4.53　横断面CT图像显示一例睾丸癌患者右侧主动脉旁淋巴结转移（红色）

图4.54　横断面CT图像显示一例睾丸癌患者左侧主动脉旁淋巴结转移（紫色）

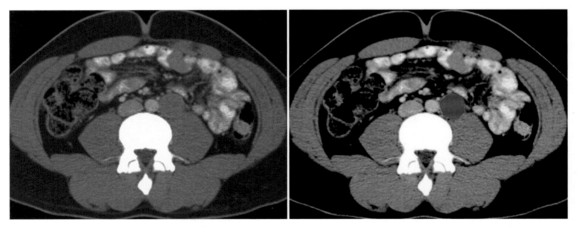

图4.55　横断面CT图像显示一例睾丸癌患者左侧主动脉旁淋巴结转移（紫色）

淋巴结的转移对于肿瘤的治疗具有重要作用。Ⅱ期肿瘤可以根据 N 分期（表 4.6）中的 N1、N2、N3 细分为ⅡA 期、ⅡB 期和ⅡC 期。最大淋巴结的大小是一个重要的描述，而不是其最短径[3]。在精原细胞瘤患者中，ⅡA 和ⅡB 期患者包括同侧髂淋巴结转移，可以用膈下外照射放射治疗。对于ⅡC 期（淋巴结最大径 > 5 cm）和Ⅲ期精原细胞瘤患者提倡全身化疗，再进行进一步治疗。对于ⅡA 或ⅡB 期非精原性生殖细胞肿瘤，治疗方案包括化疗后腹膜后淋巴结清扫。ⅡC 期（淋巴结最大径 > 5 cm）和Ⅲ期（包括非区域淋巴结转移）非精原性生殖细胞肿瘤主要的治疗方式是化疗，对于ⅢC 期疾病，可考虑参加临床试验[15]。

据报道，CT 检查对淋巴结转移的灵敏度和特异度差异很大（分别为 65% ~ 96% 和 85% ~ 100%），可能与选择淋巴结大小的标准有关[42]。腹部和盆腔的 MRI 检查可能不会比 CT 检查提供更多的额外信息[43]。

4.8.9　膀胱癌

膀胱癌是美国第六大常见恶性肿瘤[45]。发生任何淋巴结转移都提示预后不良。单个淋巴结转移患者的 3 年生存率约为 50%，多个淋巴结转移患者的生存率降至约 25%，而没有淋巴结转移患者的 3 年生存率约为 70%[46-48]。

膀胱癌常经盆腔通路进行转移（见图 4.56）。淋巴结转移的通路可能与原发肿瘤的部位有关。发生在膀胱底部（即基底或后壁）的肿瘤，主要经前部途径转移至闭孔淋巴结和髂内淋巴结；膀胱上侧壁和下侧壁的肿瘤通过外侧途径直接转移到髂外淋巴结（见图 4.57 ~ 4.59）；膀胱颈部的肿瘤通过骶前途径转移至骶前淋巴结，随后转移至髂总淋巴结[2,29]。

膀胱癌的淋巴结转移最常见于闭孔淋巴结和髂内淋巴结，如果这些部位的淋巴结没有发生转移，则极不可能转移到更靠上面的淋巴结群[34]。在对膀胱癌的淋巴结转移进行分期时，应注意以下几点：第一，单侧或双侧的区域淋巴结肿大不影响 N 分期（表 4.1）；第二，髂总淋巴结转移为 M1 期（表 4.1，图 4.60）；第三，最大的区域淋巴结的最大径（而不是最大短径）决定了 N 分期（表 4.7）；第四，任何淋巴结转移都归类为Ⅳ期（表 4.7.）

虽然 MRI 检查有助于评估膀胱癌局部侵犯以及闭孔淋巴结和骶前淋巴结转移的情况，但多排探测器 CT 检查仍是膀胱癌分期的首选方法。由于放射性示踪剂会经膀胱排泄[1]，因此 FDG-PET 的应用具有局限性，但是其在检出浸润性膀胱癌的淋巴结转移和评估新辅助化疗的反应方面发挥着重要作用[19]。

尽管 PET-CT 在睾丸癌初期分期中的作用有限，但它在转移性睾丸精原细胞瘤的治疗中具有重要作用，尤其是当初始化疗后残留肿块直径大于 3 cm 时[3,44]。PET-CT 可以明确是否还有肿瘤残留，以指导临床是否需要进行辅助化疗。由于非精原性生殖细胞肿瘤对 FDG 的摄取量不同，PET-CT 无法准确区分坏死、纤维化和肿瘤，因此这类肿瘤不建议进行 PET-CT 检查[3]。

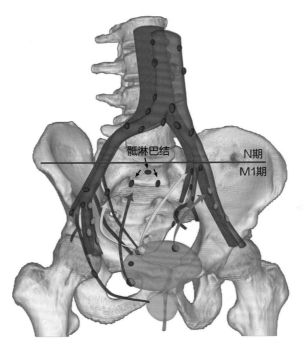

图4.56　图中显示了膀胱癌沿盆腔淋巴引流的常见转移途径。膀胱底部癌主要通过前部途径（黄色箭头）转移；而膀胱上侧壁或下侧壁癌通过外侧途径（绿色箭头）直接转移到髂外淋巴结（紫色）；膀胱颈部的癌症则通过骶前途径转移

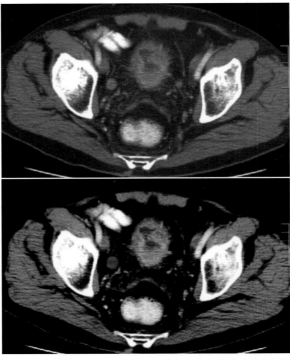

图4.57　横断面CT图像显示一例膀胱癌患者右侧髂外淋巴结转移（紫色）

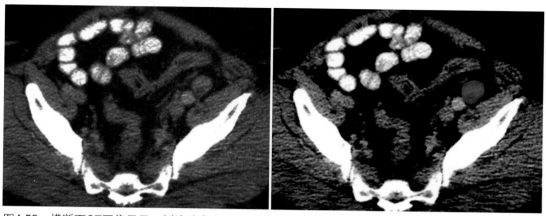

图4.58 横断面CT图像显示一例膀胱癌患者左侧髂外淋巴结转移（紫色）

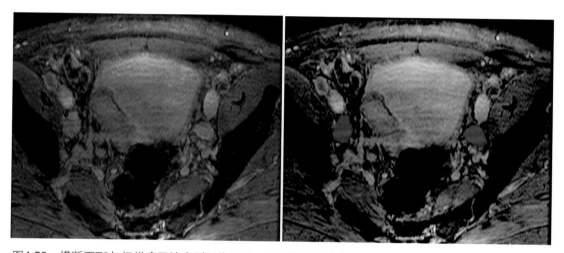

图4.59 横断面T2加权梯度回波序列图像显示一例原发性膀胱癌患者双侧髂外淋巴结转移（紫色）

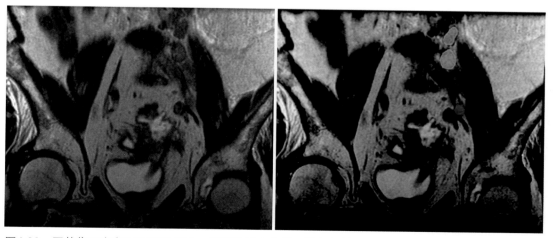

图4.60 冠状位T2加权MRI图像显示一例膀胱癌患者淋巴结上行性转移，左侧髂外淋巴结（紫色）和左侧髂总淋巴结（绿色）可见转移

向意娟 张洪春 朱 莉 译

参考文献

[1] Meyers MA, et al. Meyers' dynamic radiology of the abdomen: normal and pathologic anatomy. 6th ed. New York: Springer-Verlag; 2011.

[2] Park JM, Charnsangavej C, Yoshimitsu K, Herron DH, Robinson TJ, Wallace S. Pathways of nodal metastasis from pelvic tumors: CT demonstration. Radiographics. 1994;14(6):1309–21. https://doi.org/10.1148/radiographics.14.6.7855343.

[3] O'Shea A, Kilcoyne A, Hedgire SS, Harisinghani MG. Pelvic lymph nodes and pathways of disease spread in male pelvic malignancies. Abdom Radiol N Y. 2020;45(7):2198–212. https://doi.org/10.1007/s00261-019-02285-9.

[4] Paño B, et al. Pathways of lymphatic spread in gynecologic malignancies. Radiographics. 2015;35(3):916–45. https://doi.org/10.1148/rg.2015140086.

[5] Thoeny HC, Barbieri S, Froehlich JM, Turkbey B, Choyke PL. Functional and targeted lymph node imaging in prostate cancer: current status and future challenges. Radiology. 2017;285(3):728–43. https://doi.org/10.1148/radiol.2017161517.

[6] Brown G, et al. Morphologic predictors of lymph node status in rectal cancer with use of high-spatial-resolution MR imaging with histopathologic comparison. Radiology. 2003;227(2):371–7. https://doi.org/10.1148/radiol.2272011747.

[7] Cui X-W, Jenssen C, Saftoiu A, Ignee A, Dietrich CF. New ultrasound techniques for lymph node evaluation. World J Gastroenterol: WJG. 2013;19(30):4850–60. https://doi.org/10.3748/wjg.v19.i30.4850.

[8] Uccella S, et al. Sentinel-node biopsy in early-stage ovarian cancer: preliminary results of a prospective multicentre study (SELLY). Am J Obstet Gynecol. 2019;221(4):324.e1–324.e10. https://doi.org/10.1016/j.ajog.2019.05.005.

[9] Bipat S, et al. Is there a role for magnetic resonance imaging in the evaluation of inguinal lymph node metastases in patients with vulva carcinoma? Gynecol Oncol. 2006;103(3):1001–6. https://doi.org/10.1016/j.ygyno.2006.06.009.

[10] Ghurani GB, Penalver MA. An update on vulvar cancer. Am J Obstet Gynecol. 2001;185(2):294–9. https://doi.org/10.1067/mob.2001.117401.

[11] Klerkx WM, et al. Detection of lymph node metastases by gadolinium-enhanced magnetic resonance imaging: systematic review and meta-analysis. J Natl Cancer Inst. 2010;102(4):244–53.

[12] Selman TJ, Luesley DM, Acheson N, Khan KS, Mann CH. A systematic review of the accuracy of diagnostic tests for inguinal lymph node status in vulvar cancer. Gynecol Oncol. 2005;99(1):206–14. https://doi.org/10.1016/j.ygyno.2005.05.029.

[13] Emerson J, Robison K. Evaluation of sentinel lymph nodes in vulvar, endometrial and cervical cancers. World J Obstet Gynecol. 2016;5(1):78–86. https://doi.org/10.5317/wjog.v5.i1.78.

[14] Viswanathan C, Kirschner K, Truong M, Balachandran A, Devine C, Bhosale P. Multimodality imaging of vulvar cancer: staging, therapeutic response, and complications. AJR Am J Roentgenol. 2013;200(6):1387–400. https://doi.org/10.2214/AJR.12.9714.

[15] McMahon CJ, Rofsky NM, Pedrosa I. Lymphatic metastases from pelvic tumors: anatomic classification, characterization, and staging. Radiology. 2010;254(1):31–46. https://doi.org/10.1148/radiol.2541090361.

[16] Gardner CS, et al. Primary vaginal cancer: role of MRI in diagnosis, staging and treatment. Br J Radiol. 2015;88(1052):20150033. https://doi.org/10.1259/bjr.20150033.

[17] Adams M, Jasani B. Cancer metastasis: biological and clinical aspects, gynaecological cancer. In: Cancer metastasis: molecular and cellular mechanisms and clinical intervention. Kluwer Academic Publishers; 2004. p. 381–420.

[18] Berek JS, Hacker NF. Practical gynecologic oncology. Philadelphia: Lippincott Williams and Wilkins; 2005.

[19] Chung HH, et al. Role of magnetic resonance imaging and positron emission tomography/computed tomography in preoperative lymph node detection of uterine cervical cancer. Am J Obstet Gynecol. 2010;203(2):156.e1–5. https://doi.org/10.1016/j.ajog.2010.02.041.

[20] Altgassen C, et al. Multicenter validation study of the sentinel lymph node concept in cervical cancer: AGO Study Group. J Clin Oncol. 2008;26(18):2943–51. https://doi.org/10.1200/JCO.2007.13.8933.

[21] Bollineni VR, et al. The prognostic value of preoperative FDG-PET/CT metabolic parameters in cervical cancer patients. Eur J Hybrid Imaging. 2018;2(1):24. https://doi.org/10.1186/s41824-018-0042-2.

[22] Narayanan P, Iyngkaran T, Sohaib SA, Reznek RH, Rockall AG. Pearls and pitfalls of MR lymphography in gynecologic malignancy. Radiographics. 2009;29(4):1057–69; discussion 1069–1071. https://doi.org/10.1148/rg.294085231.

[23] Lai G, Rockall AG. Lymph node imaging in gynecologic malignancy. Semin Ultrasound CT MR. 2010;31(5):363–76. https://doi.org/10.1053/j.sult.2010.07.006.

[24] Mironov S, Akin O, Pandit-Taskar N, Hann LE. Ovarian cancer. Radiol Clin N Am. 2007;45(1):149–66. https://doi.org/10.1016/j.rcl.2006.10.012.

[25] Ricke J, Sehouli J, Hach C, Hänninen EL, Lichtenegger W, Felix R. Prospective evaluation of contrast-enhanced MRI in the

depiction of peritoneal spread in primary or recurrent ovarian cancer. Eur Radiol. 2003;13(5):943–9. https://doi.org/10.1007/s00330-002-1712-8.

[26] Addley H, Moyle P, Freeman S. Diffusion-weighted imaging in gynaecological malignancy. Clin Radiol. 2017;72(11):981–90. https://doi.org/10.1016/j.crad.2017.07.014.

[27] Nougaret S, et al. Ovarian carcinomatosis: how the radiologist can help plan the surgical approach. Radiographics. 2012;32(6):1775–800. https://doi.org/10.1148/rg.326125511.

[28] Paño B, et al. Pathways of lymphatic spread in male urogenital pelvic malignancies. Radiographics. 2011;31(1):135–60. https://doi.org/10.1148/rg.311105072.

[29] Morisawa N, Koyama T, Togashi K. Metastatic lymph nodes in urogenital cancers: contribution of imaging findings. Abdom Imaging. 2006;31(5):620–9. https://doi.org/10.1007/s00261-005-0244-5.

[30] Weckermann D, Holl G, Dorn R, Wagner T, Harzmann R. Reliability of preoperative diagnostics and location of lymph node metastases in presumed unilateral prostate cancer. BJU Int. 2007;99(5):1036–40. https://doi.org/10.1111/j.1464-410X.2007.06791.x.

[31] Picchio M, et al. Value of 11C-choline PET and contrast-enhanced CT for staging of bladder cancer: correlation with histopathologic findings. J Nucl Med. 2006;47(6):938–44.

[32] Evans JD, et al. Prostate cancer–specific PET radiotracers: a review on the clinical utility in recurrent disease. Pract Radiat Oncol. 2018;8(1):28–39. https://doi.org/10.1016/j. prro.2017.07.011.

[33] Fanti S, et al. PET/CT with (11)C-choline for evaluation of prostate cancer patients with biochemical recurrence: meta-analysis and critical review of available data. Eur J Nucl Med Mol Imaging. 2016;43(1):55–69. https://doi.org/10.1007/s00259-015-3202-7.

[34] National Comprehensive Cancer Network. NCCN guidelines for patients prostate cancer. Prostate cancer; 2019. p. 106.

[35] Albers P, Bender H, Yilmaz H, Schoeneich G, Biersack HJ, Mueller SC. Positron emission tomography in the clinical staging of patients with Stage I and II testicular germ cell tumors. Urology. 1999;53(4):808–11. https://doi.org/10.1016/s0090-4295(98)00576-7.

[36] Singh AK, Saokar A, Hahn PF, Harisinghani MG. Imaging of penile neoplasms. Radiographics. 2005;25(6):1629–38. https://doi.org/10.1148/rg.256055069.

[37] Misra S, Chaturvedi A, Misra NC. Penile carcinoma: a challenge for the developing world. Lancet Oncol. 2004;5(4):240–7. https://doi.org/10.1016/S1470-2045(04)01427-5.

[38] Ravizzini GC, Wagner MA, Borges-Neto S. Positron emission tomography detection of metastatic penile squamous cell carcinoma. J Urol. 2001;165(5):1633–4. https://doi.org/10.1016/S0022-5347(05)66372-0.

[39] Young RH. Testicular tumors--some new and a few perennial problems. Arch Pathol Lab Med. 2008;132(4):548–64. https://doi.org/10.1043/1543-2165(2008)132[548:TTNAAF]2.0.CO;2.

[40] Woodward PJ, Sohaey R, O'Donoghue MJ, Green DE. From the archives of the AFIP: tumors and tumorlike lesions of the testis: radiologic-pathologic correlation. Radiographics. 2002;22(1):189–216. https://doi.org/10.1148/radiographics.22.1.g02ja14189.

[41] Ray B, Hajdu SI, Whitmore WF. Distribution of retroperitoneal lymph node metastases in testicular germinal tumors. Cancer. 1974;33(2):340–8. https://doi.org/10.1002/1097-0142(197402)33:2<340::AID-CNCR2820330207>3.0.CO;2-Y.

[42] Hilton S, Herr HW, Teitcher JB, Begg CB, Castéllino RA. CT detection of retroperitoneal lymph node metastases in patients with clinical stage I testicular nonseminomatous germ cell cancer: assessment of size and distribution criteria. AJR Am J Roentgenol. 1997;169(2):521–5. https://doi.org/10.2214/ajr.169.2.9242768.

[43] Lont AP, Horenblas S, Tanis PJ, Gallee MP, van Tinteren H, Nieweg OE. Management of clinically node negative penile carcinoma: improved survival after the introduction of dynamic sentinel node biopsy. J Urol. 2003;170(3):783–6. https://doi.org/10.1097/01. ju.0000081201.40365.75.

[44] Dotzauer R, Thomas C, Jäger W. The use of F-FDG PET/CT in testicular cancer. Transl Androl Urol. 2018;7(5):875–8. https://doi.org/10.21037/tau.2018.09.08.

[45] Sharma S, Ksheersagar P, Sharma P. Diagnosis and treatment of bladder cancer. Am Fam Physician. 2009;80(7):717–23.

[46] Husband JE. CT/MRI of nodal metastases in pelvic cancer. Cancer Imaging. 2002;2(2):123–9. https://doi.org/10.1102/1470-7330.2002.0015.

[47] Abol-Enein H, El-Baz M, Abd El-Hameed MA, Abdel-Latif M, Ghoneim MA. Lymph node involvement in patients with bladder cancer treated with radical cystectomy: a patho-anatomical study--a single center experience. J Urol. 2004;172(5 Pt 1):1818–21. https://doi.org/10.1097/01.ju.0000140457.83695.a7.

[48] Barentsz JO, et al. Staging urinary bladder cancer after transurethral biopsy: value of fast dynamic contrast-enhanced MR imaging. Radiology. 1996;201(1):185–93. https://doi. org/10.1148/radiology.201.1.8816542.

第5章
淋巴结病理学

Rory K. Crotty

淋巴结是小的次级淋巴器官，在两个重要的生物系统中发挥着关键作用：淋巴系统和免疫系统。 正常的淋巴结是一个由纤维包膜覆盖的豆状小器官。在整个人体中可以发现500～600个淋巴结[1]，除了中枢神经系统，它们主要聚集在可最大限度地识别外来抗原的重要位点，例如在四肢的近端[2]。

淋巴结具有高度特异的内部结构。这种结构允许淋巴液通过淋巴结的同时，能够最大限度地暴露特异性免疫细胞混合物[3]，这反映了淋巴结的双重功能。淋巴结是由纤维血管组织形成的特殊结节，这种组织生长并充满淋巴液囊——淋巴管内的扩张区域[4,5]。淋巴结的结构由成纤维网状细胞（fibroblastic reticular cells，FRC）组成的网状组织维持，FRC是起源于肠系膜的免疫特化肌成纤维细胞[6]。除了维持淋巴结的结构外，FRC还在调节淋巴结的血液淋巴群、提供淋巴细胞和树突细胞迁移的支架，以及形成允许可溶性抗原和信号分子深入淋巴结的运输导管等方面，起到关键作用[3,7]。

淋巴通过任何输入淋巴管进入淋巴结后，进入淋巴结的被膜下窦，然后穿过淋巴窦，最后汇入输出淋巴管[2]。由于被膜下窦是淋巴携带物质的入口，淋巴结周围区域经常发现淋巴结转移。

淋巴细胞是淋巴结中存在的主要造血细胞，由B细胞和T细胞的各种亚群组成，它们之间不断相互作用，并与淋巴结中的其他造血细胞和基质细胞相互作用[8]。然而，尽管淋巴细胞占相对主导地位，但它们在淋巴结中游曳，从外周血进入，按照趋化因子梯度回到特定的区域，然后在缺乏适当刺激的情况下离开，重新进入循环[9]。这种淋巴细胞的持续周转使幼稚淋巴细胞向淋巴结的供应最大化。在免疫应激条件下，如感染，淋巴细胞的流入量会因淋巴结小动脉的扩张而增加[10]。

淋巴结按细胞群划分为3个不同的区域，每个区域都有自己的特征细胞群和功能：浅层皮质、深层皮质（或副皮质）和髓质[11,12]。从解剖学上讲，这些区域可以组合成功能性小叶，功能性小叶在每个淋巴结中的大小和数量各不相同（见图5.1）[2]。

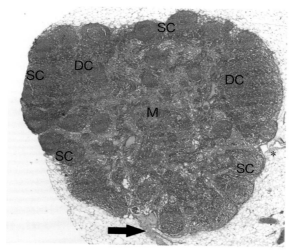

图5.1　正常的淋巴结。SC为浅层皮质，具有滤泡结构；DC为深层皮质（副皮质）；M为髓质；箭头为淋巴结门部，具有输出淋巴管和供应血管；*为薄壁输入淋巴管

5.1　浅层皮质

浅层皮质是淋巴小叶的最外层，也是淋巴进入被膜下窦后行进的首个区域。在临床实践中，浅层皮质通常被简称为淋巴结的"皮质"，相应的深层皮质被称为"副皮质"。浅层皮质的淋巴群主要由 B 细胞组成，并排列在小的初级滤泡中。滤泡之间的皮质组织是滤泡间皮质，其中含有 T 细胞。进入淋巴结后，B 细胞按照滤泡树突状细胞（follicular dendritic cells，FDC）发出的趋化因子梯度回到初级滤泡 [13]。FDC 是专门的抗原呈递细胞，它们捕获抗原并将其呈递给 B 细胞，并可维持滤泡的结构 [14]。

当受到 FDC 呈递的抗原刺激时，初级滤泡内的 B 细胞开始快速增殖。当 B 细胞增殖时，它们在初级滤泡内产生称为生发中心的特殊结构，促使次级滤泡形成 [15,16]。生发中心是 T 细胞依赖性免疫应答发生的临时而专门的区域 [17]。在生发中心内，抗原刺激的 B 细胞增殖并经历其免疫球蛋白基因的体细胞超突变，同时产生的免疫球蛋白从 IgM 或 IgD 转换为 IgG、IgA 或 IgE [18-21]。生发中心形成后，初级滤泡中不发生增殖的 B 细胞被推到外侧，并在生发中心周围形成一圈同心的淋巴细胞层，被称为小结帽。

增殖 B 细胞的 2 种主要亚型存在于生发中心——生发中心细胞和成生发中心母细胞 [22]。生发中心母细胞是快速增殖的 B 细胞，具有大的、深色的圆形细胞核，而生发中心细胞具有较小的、裂开的细胞核。成熟的生发中心表现出极化，生发中心母细胞和生发中心细胞聚集在生发中心的两端，分别形成暗区和亮区。成熟 B 细胞表面表达高亲和力抗体 [20]。这些细胞随后可以作为记忆性 B 细胞，或者转移到骨髓的髓索，并发育成浆细胞。未能成熟的 B 细胞发生凋亡，被所谓的可识别体巨噬细胞摄取，即含有凋亡核碎片的大巨噬细胞。T 细胞的一个亚型，称为滤泡辅助性 T 细胞，在支持 B 细胞的生发中心反应和浆细胞分化方面发挥着关键作用（见图 5.2）[22,23]。

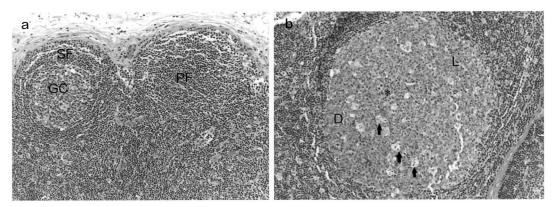

图5.2 淋巴结浅层皮质结构。a. 一个不明显的初级滤泡（PF）与具有生发中心（GC）的次级滤泡（SF）相邻。b. 一个反应性生发中心，可通过光学显微镜区分为亮区（L）和暗区（D），频繁的有丝分裂（*）和可识别体巨噬细胞（箭头）证明生发中心内的快速增殖，在暗区更为明显

5.2 深层皮质（副皮质）

在临床中，淋巴结的深层皮质常被称为副皮质，主要由 T 细胞组成。类似于深层皮质中 FDC 与 B 细胞之间的相互作用，抗原通过并指状树突细胞（interdigitating dendritic cell，IDC）呈递给副皮质中的 T 细胞。相邻小叶的深层皮质结构可能融合并在功能上共享[2]。

深层皮质是淋巴结血管供应中的一个重要分支点。血液在通过髓质小动脉进入淋巴结后，在进入高内皮微静脉（high endothelial venules，HEV）的特殊血管通道之前，血液逐渐通过树枝状小动脉及毛细血管床而被输送到整个浅层皮质和深层皮质。HEV 是深层皮质的一个重要组成部分，由肥大的特异内皮细胞排列的小血管组成。HEV 是淋巴细胞从体循环进入淋巴结并控制细胞类型的主要部位，淋巴细胞可以通过与相邻树突细胞协同表达黏附分子和趋化因子而进入（见图 5.3）[24-26]。

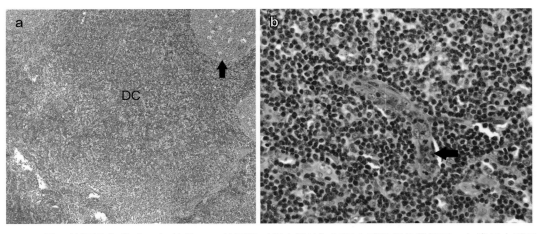

图5.3 淋巴结深层皮质（DC）结构。a. 扩展的（反应性的）深层皮质的低倍镜视图。与浅层皮质不同，不同的淋巴小结通常在深层皮质中看不到，邻近的浅层皮质（箭头）中明显的生发中心显示了淋巴结的另一种反应性变化。b. 高内皮微静脉（HEV），可见深蓝色淋巴细胞穿过内皮，从外周血进入淋巴结（箭头）

5.3　髓质

髓质是淋巴结的第 3 个主要组成部分，也是淋巴在通过门部的输出淋巴管离开淋巴结之前行进的最后区域。门部也是淋巴结血供的入口和出口，因此也是淋巴小叶的有效锚定点。髓质可分为 2 个主要功能组成部分：髓索和髓窦[2]。

髓索由淋巴细胞和浆细胞组成，它们排列成索状和带状（见图 5.4）。髓索之间是髓窦，是纤维母细胞网状细胞和组织细胞排列。髓窦将淋巴从深层皮质较小的窦腔引流到输出淋巴管。髓窦也包含组织细胞，组织细胞通常附着在内侧，并在淋巴通过髓窦时清除淋巴中的细胞、碎片和抗原。淋巴穿过小叶的各个区域，或通过横窦绕过小叶后，通过输出淋巴管离开淋巴结[27]。

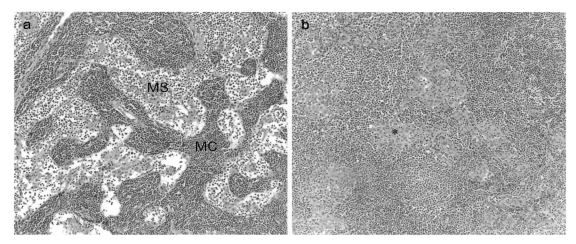

图5.4　淋巴结髓质结构。a. 髓质的2个主要结构是髓窦（MS）和髓索（MC）。淋巴流经髓窦并伴随着组织细胞和淋巴细胞离开淋巴结，髓索是毗邻髓窦的带状结构，包含淋巴细胞和浆细胞。b. 在反应性条件下，髓窦（*）可能被组织细胞填充和扩张，这种现象被称为"窦性组织细胞增生症"

5.4　淋巴结病理学

由于淋巴结处于许多不同生物系统的交叉口，它们经常表现出一些病理变化。以下内容回顾了淋巴结中最常见的良性和恶性病理变化。

5.4.1　反应性（良性）疾病

反应性滤泡增生是淋巴结中最常见的变化之一。其特征是次级滤泡数量增加，通常伴有生发中心的大小增加和形状不规则改变（见图 5.5）。 滤泡增生通常发生在对未知抗原的反应中，并显示出生发中心增殖的证据：可认别体巨噬细胞含有凋亡的细胞碎片，极化成边界清晰的暗区和亮区，增殖指数升高[22]。滤泡增生可与系统性疾病，如类风湿关节炎或其他导致长期免疫刺激的情况相结合[28]。

　　与浅层皮质扩张的反应性滤泡增生不同，副皮质增生的特征是深层皮质扩张。这一过程在病因学上同样是非特异性的，可在病毒感染、自身免疫过程或附近恶性肿瘤的反应中看到[29]。在慢性刺激性皮肤的淋巴结引流区也可以看到明显的副皮质增生，其中 T 细胞群的扩大伴随着组织细胞、并指状树突细胞和朗格汉斯细胞的增加，这种异常被称为皮肤病性淋巴结炎[30]。

　　窦性组织细胞增生症是淋巴结中一种常见的病因非特异性表现，是由于髓窦被组织细胞填充和扩张引起。它通常可以在慢性刺激的淋巴结中观察到，尤其是暴露于吸入抗原的纵隔淋巴结，但也可以在其他情况下观察到，例如在引流肿瘤的淋巴结中[22]。在引流假体植入物的淋巴结中，或在组织细胞储存障碍、惠普尔病（Whipple disease）或窦组织细胞增生伴巨大淋巴结病（罗萨伊－多尔夫曼病）等情况下，也可观察到组织细胞数量的增加[31-34]。

　　多数非反应性疾病并不局限于淋巴结的特定区域。例如，淋巴结的肉芽肿性疾病通常不表现出区域性偏好。虽然在这些病例中通常无法确定特定的病因或感染原，但肉芽肿的形成可能是对各种感染的反应。肉芽肿性疾病分为非坏死性疾病和坏死性疾病，这取决于肉芽肿内是否存在坏死。引起非坏死性肉芽肿性淋巴结炎的最常见的疾病之一是结节病，其特征是形成边界清楚的上皮样肉芽肿，通常被一圈小的纤维环包围。坏死性肉芽肿性疾病通常与感染有关，最常见的原因是分枝杆菌或真菌感染。另外，细菌感染，如猫抓病，也可能导致坏死性肉芽肿（见图 5.6）[22]。

　　有几种疾病可能会导致淋巴结的许多区域扩张。例如，IgG4 相关疾病可能会产生纤维炎性假瘤，就像在其他解剖位置一样，但也可能在淋巴结的不同区域出现广泛的增生性变化[35]。最后，一些疾病可能表现为淋巴结内的大面积坏死，如组织细胞性坏死性淋巴结炎、系统性红斑狼疮和病毒性淋巴结炎[36]。病毒性淋巴结炎也可能导致淋巴结实质的弥漫性变化和淋巴细胞的显著反应性变化，这可能对淋巴瘤的鉴别具有挑战性。

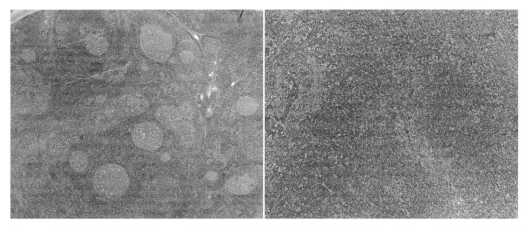

图5.5　淋巴结的反应性变化。a. 反应性滤泡增生的特征是滤泡数量和大小增加，通常具有不规则的生发中心轮廓。b. 反应性副皮质增生并不产生明显的结构，它表现为深层皮质腔室的突起相对增加。深层皮质的斑驳表现是由混合的炎症细胞群所致

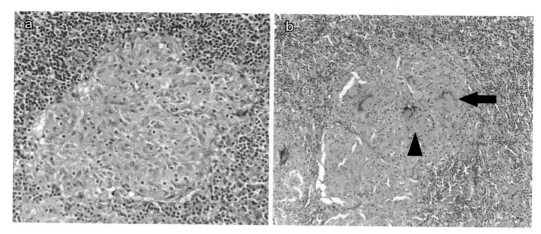

图5.6　a. 肉芽肿性淋巴结炎。结节病中可见非坏死性、边界清楚的上皮样肉芽肿。b. 对于感染性病因，可以在肉芽肿（三角箭头）的中心看到不明确的坏死灶。在这位肺结核患者中，还存在马蹄形朗汉斯巨细胞（箭头）

5.4.2　转移性（恶性）疾病

　　淋巴结转移是影响许多恶性肿瘤预后的关键因素，也是肿瘤侵袭性的关键指标[37]。因此，它既是生存率的有效预测指标，也是确定疾病分期和治疗方案时使用的重要参数[38]。虽然淋巴管播散在上皮来源的恶性肿瘤（癌）中相对常见，但在间充质来源的恶性肿瘤（肉瘤）中却并不常见[39]。

　　淋巴结转移是肿瘤与淋巴系统之间相互作用的证据。肿瘤细胞进入小的淋巴管（这种淋巴管是单一的内皮细胞内衬管腔，没有保护性的平滑肌层，只有间断的基底膜[40]），然后穿过淋巴链，首先到达最近的淋巴结（前哨淋巴结）[41]，然后通过之后的淋巴结重新进入循环[42]。然而，人们很早就认识到，转移需要适当的微环境来支持（19 世纪末首次提出的"种子和土壤"理论）[43,44]。最近的研究表明，上游肿瘤的存在可以在一定程度上改变下游淋巴结，为转移做准备，例如：通过肿瘤驱动刺激淋巴管生成从而显著增加通过淋巴结的淋巴流量[45-47]，肿瘤细胞跟随趋化因子信号进入淋巴结[38,48]，淋巴管内皮细胞中 mRNA 谱表达的改变[49]。

　　当淋巴受累时，肿瘤通常会依次转移到淋巴结，首先侵犯瘤周淋巴管，然后沿淋巴通道逐个扩散到淋巴结。转移通常最初在被膜下窦内或附近发现，被膜下窦是进入淋巴结的入口。肿瘤可能表现出原发肿瘤的特征性的形态学特征，如甲状腺乳头状癌的乳头状生长模式和核内包涵体（见图 5.7），或黑色素瘤显著的樱桃红核仁。然而，存在于淋巴结内的肿瘤转移通常分化较差，仅凭形态学特征诊断具有挑战性。在缺乏特征性组织学特征的情况下，免疫组化通常有助于确定肿瘤的原发部位（见表 5.1）。

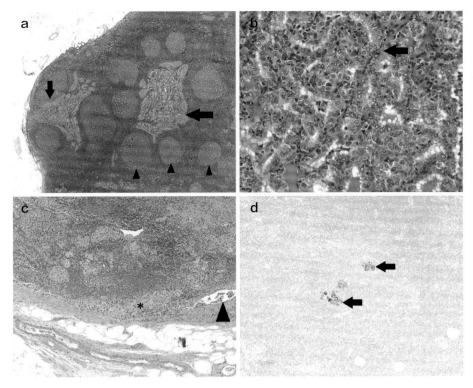

图5.7 累及淋巴结的转移性疾病。确定转移性疾病的原发位置需要对特征性组织学特征进行评估。 a和b. 在本例中，细胞形态和结构是甲状腺乳头状癌的特征，具有乳头状生长模式（三角箭头显示乳头内的纤维血管核心）、核清除、沟槽和假包涵体。a. 注意在转移瘤附近的反应性滤泡增生（箭头）。转移性疾病通常首先在被膜下窦被发现，恶性细胞首先在此处进入淋巴结。c. 在这个例子中，被膜下窦（＊）因转移性乳腺癌而扩张，恶性细胞漂浮在窦较少受累的部位（三角箭头）。d. 免疫组化可能有助于识别不明显的转移灶，泛角蛋白染色突出显示了散在的转移性乳腺癌细胞（箭头）

表 5.1 淋巴结转移常见免疫组化标记物检测

染色	转移性肿瘤细胞中阳性的意义
广谱 CK	上皮源性（癌）
CK 7	上消化道、乳腺、肺
CK 20	下消化道（结肠）
TTF1	甲状腺、肺（腺癌）
PAX8	米勒管、肾
CDX2	胃肠道
P63	尿路上皮、肺（鳞状细胞癌）
NKX3.1	前列腺
PSA	前列腺
PSAP	前列腺
S100	黑色素瘤

续表

染色	转移性肿瘤细胞中阳性的意义
MART-1/Melan-A	黑色素瘤
HMB45	黑色素瘤
MiTF	黑色素瘤

5.4.3　淋巴造血组织肿瘤

作为淋巴器官，淋巴结也可能涉及广泛的淋巴造血肿瘤，尤其是淋巴瘤。淋巴瘤可能起源于 B 细胞或 T 细胞，B 细胞淋巴瘤又分为霍奇金淋巴瘤和非霍奇金淋巴瘤[50]。

霍奇金淋巴瘤的特征是，在显著反应性炎症反应的背景下，由分散的恶性 B 细胞组合而成，淋巴结显著肿大。根据背景炎症成分，霍奇金淋巴瘤进一步细分为 2 个主要类别：经典霍奇金淋巴瘤和结节性淋巴细胞为主型霍奇金淋巴瘤（nodular lymphocyte predominant Hodgkin lymphoma，NLPHL）。尽管 NLPHL 表现出与经典霍奇金淋巴瘤相同的总体特征，但 NLPHL 的恶性细胞（LP 细胞）与经典霍奇金淋巴瘤的恶性细胞，即 Reed-Sternberg 细胞，具有不同的遗传和免疫组化特征（见图 5.8）[51]。

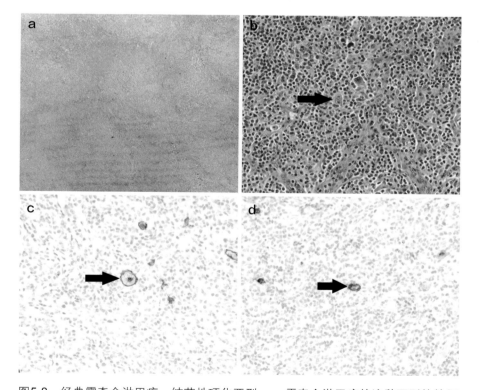

图5.8　经典霍奇金淋巴瘤，结节性硬化亚型。a. 霍奇金淋巴瘤的这种亚型的特征是炎症结节周围有密集的纤维化带。b. 与经典霍奇金淋巴瘤的其他亚型一样，结节性硬化亚型中的恶性细胞是Reed-Sternberg细胞（箭头），具有特征性的双核和突出的核仁。c和d. Reed-Sternberg细胞是一种受损的B细胞，异常表达CD30和CD15（箭头）

非霍奇金淋巴瘤由异常肿瘤性 B 细胞的弥漫性浸润组成。根据细胞形态、遗传异常和免疫表型定义了多种不同的类型（用于评估淋巴造血组织的常见免疫染色列表见表 5.2）。

常见的低级别 NHL 包括慢性淋巴细胞白血病 / 小淋巴细胞淋巴瘤（CLL/SLL）或套细胞淋巴瘤。前者通过小的成熟淋巴样细胞和偶尔具有特征性 CD5 和 CD23 阳性的大细胞（前淋巴母细胞）导致淋巴结结构的弥漫性消失；后者小 CD5 阳性细胞可能与 SLL 相似，但可通过套细胞淋巴瘤的特征性 t（11;14）（q13;q32）易位来区分，这迫使细胞周期蛋白 D1 过表达[52]。在大多数套细胞淋巴瘤中也观察到 SOX11 的过度表达[53]。

滤泡性淋巴瘤（follicular lymphoma，FL）是另一种常见的非霍奇金淋巴瘤，其特征是相对均匀的肿瘤滤泡增生。在大多数 FL 病例中，肿瘤生发中心的细胞包含一个 t（14;18）重排，将抗凋亡的 BCL2 基因置于 IGH 启动子下，保护肿瘤细胞免于凋亡。大多数 FL 病例为低级别，但随着级别的增加，滤泡生发中心的绝对数量和相对数量增加，滤泡结构趋于弥漫性生长。

表 5.2　淋巴结中常见的淋巴造血免疫组化标记物

染色	提示	
CD1a	朗格汉斯细胞	
CD2	T 细胞	
CD3*	T 细胞	
CD4	T 细胞（辅助性）	
CD5	T 细胞	
CD7	T 细胞	
CD8	T 细胞（细胞毒性 / 抑制性）	
CD10	B 细胞（生发中心）	
CD15	粒细胞，Reed-Sternberg 细胞	
CD20*	B 细胞	
CD21	B 细胞	
CD30	免疫母细胞，Reed-Sternberg 细胞	
CD45	所有淋巴造血细胞（浆细胞除外）	
CD68	组织细胞	
CD117	肥大细胞	
CD138	浆细胞	
PAX5	B 细胞	
BCL1（细胞周期蛋白 D1）	套细胞淋巴瘤	
BCL2	滤泡性淋巴瘤	
BCL6	B 细胞（生发中心）	
κ 轻链	评估 B 细胞和浆细胞克隆性	
λ 轻链	评估 B 细胞和浆细胞克隆性	

注：* 为最常见的标记物。

最高级别的 FL 与弥漫性大 B 细胞淋巴瘤重叠（见图 5.9）。

更多的高级别 NHL 包括伯基特淋巴瘤（Burkitt lymphoma，BL），这是一种高度侵袭性 B 细胞淋巴瘤，有 3 种不同的临床变异：地方性 BL，最常发生在赤道非洲，与 EB 病毒感染有关[54, 55]；散发性 BL，发生在发达国家免疫功能良好的患者中；与免疫缺陷相关的 BL，这最常在 HIV 患者中发现。组织学上，不同的临床变异无法区分，中等大小淋巴细胞的弥漫性浸润显示出极高的增殖活性，巨噬细胞频繁消耗凋亡碎片，产生"星空"般的外观[56]。涉及 MYC 的易位是 BL 的特征，最常见的是产生 t（8;14）重排（见图 5.10）[57]。

弥漫性大 B 细胞淋巴瘤（diffuse large B-cell lymphoma，DLBCL）是一种生物异质性的侵袭性 B 细胞淋巴瘤，是世界上最常见的非霍奇金淋巴瘤[58]。组织学上，DLBCL 的定义是核大的肿瘤 B 细胞弥漫性浸润，有广泛的突变和易位。基因表达谱传统上允许基于肿瘤细胞谱与生发中心 B 细胞或活化 B 细胞的相似性将 DLBCL 分为 2 组[59]，尽管最近的研究已经根据共享的基因组异常识别出至少 4 种不同的亚型[60]。

其他可能累及淋巴结的其他 B 细胞肿瘤包括淋巴浆细胞性淋巴瘤或浆细胞肿瘤。T 细胞和自然杀伤（NK）细胞肿瘤可能同样累及淋巴结，但它们的发病率明显低于上述讨论的其他疾病。

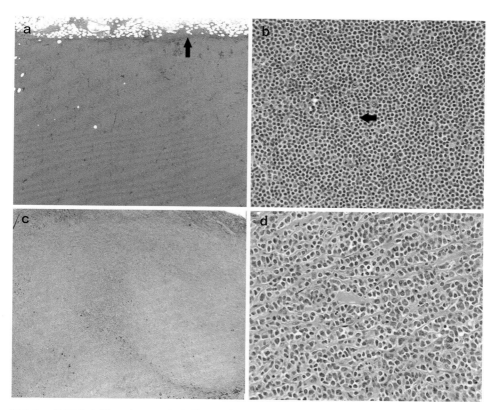

图5.9 非霍奇金淋巴瘤。a. 在小淋巴细胞淋巴瘤累及的淋巴结中，淋巴结结构被单一的小淋巴样细胞浸润而完全消失，延伸到邻近的纤维脂肪组织（箭头）。b. 在高倍镜下，细胞小而扁平，偶尔有大的细胞（箭头）。c. 在弥漫性大B细胞淋巴瘤中，淋巴结结构同样消失。d. 但是，弥漫性大B细胞淋巴瘤内部由大的多形性淋巴样细胞组成

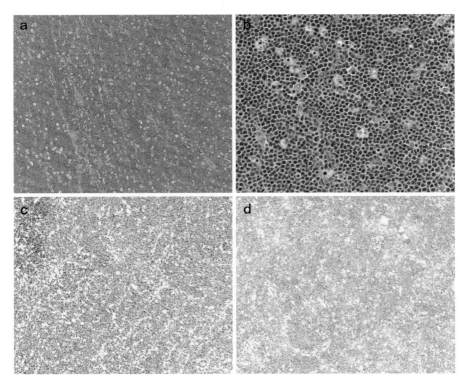

图5.10　伯基特淋巴瘤，地方性亚型。a. 低倍镜下，伯基特淋巴瘤形成了致密的细胞片。单一浸润被可识别体巨噬细胞打破，产生特征性的"星空"组织学图像。b. 肿瘤细胞具有极高的增殖指数，这归因于可识别体巨噬细胞。c. 伯基特淋巴瘤通常由 *c-MYC* 的重排驱动，在本例中IHC过表达。d. EB病毒的原位杂交呈强阳性，与地方性伯基特淋巴瘤一致

5.5　免疫组化知识点

免疫组化染色是一种简单但不可或缺的技术，它使病理学家能够评估特定蛋白在目标细胞群体中的表达。免疫组化主要标记福尔马林固定石蜡包埋组织中存在蛋白质的抗体。在一抗结合其目标抗原后，引入一种检测系统来突出结合的一抗抗体。虽然已有多种染色系统，但它们都有一个共同的最终目标，即将显色底物带到一抗附近，然后通过酶激活底物。最后通过光学显微镜检测显色原，观察目标抗原的表达。

任　华　邹　亚　陈群慧　译

参考文献

[1] Moore JE Jr, Bertram CD. Lymphatic system flows. Annu Rev Fluid Mech. 2018;50:459–82.

[2] Willard-Mack CL. Normal structure, function, and histology of lymph nodes. Toxicol Pathol. 2006;34(5):409–24.

[3] Fletcher AL, Malhotra D, Turley SJ. Lymph node stroma broaden the peripheral tolerance paradigm. Trends Immunol. 2011;32(1):12–8.

[4] Mebius RE. Organogenesis of lymphoid tissues. Nat Rev Immunol. 2003;3(4):292–303.

[5] Eikelenboom P, et al. The histogenesis of lymph nodes in rat and rabbit. Anat Rec. 1978;190(2):201–15.

[6] Kaldjian EP, et al. Spatial and molecular organization of lymph node T cell cortex: a labyrinthine cavity bounded by an epithelium-like monolayer of fibroblastic reticular cells anchored to basement membrane-like extracellular matrix. Int Immunol. 2001;13(10):1243–53.

[7] Malhotra D, et al. Transcriptional profiling of stroma from inflamed and resting lymph nodes defines immunological hallmarks. Nat Immunol. 2012;13(5):499–510.

[8] Garside P, et al. Visualization of specific B and T lymphocyte interactions in the lymph node. Science. 1998; 281(5373):96–9.

[9] Young AJ. The physiology of lymphocyte migration through the single lymph node in vivo. Semin Immunol. 1999;11(2):73–83.

[10] Soderberg KA, et al. Innate control of adaptive immunity via remodeling of lymph node feed arteriole. Proc Natl Acad Sci U S A. 2005;102(45):16315–20.

[11] Haley P, et al. STP position paper: best practice guideline for the routine pathology evaluation of the immune system. Toxicol Pathol. 2005;33(3):404–7. discussion 408.

[12] Elmore SA. Enhanced histopathology of the immune system: a review and update. Toxicol Pathol. 2012;40(2):148–56.

[13] Cyster JG. Chemokines and cell migration in secondary lymphoid organs. Science. 1999;286(5447):2098–102.

[14] Bergtold A, et al. Cell surface recycling of internalized antigen permits dendritic cell priming of B cells. Immunity. 2005;23(5):503–14.

[15] Mesin L, Ersching J, Victora GD. Germinal center B cell dynamics. Immunity. 2016;45(3):471–82.

[16] Victora GD, Nussenzweig MC. Germinal centers. Annu Rev Immunol. 2012;30:429–57.

[17] De Silva NS, Klein U. Dynamics of B cells in germinal centres. Nat Rev Immunol. 2015;15(3):137–48.

[18] Jacob J, et al. Intraclonal generation of antibody mutants in germinal centres. Nature. 1991;354(6352):389–92.

[19] Gitlin AD, Shulman Z, Nussenzweig MC. Clonal selection in the germinal centre by regulated proliferation and hypermutation. Nature. 2014;509(7502):637–40.

[20] Ziegner M, Steinhauser G, Berek C. Development of antibody diversity in single germinal centers: selective expansion of high-affinity variants. Eur J Immunol. 1994;24(10):2393–400.

[21] Berek C, Berger A, Apel M. Maturation of the immune response in germinal centers. Cell. 1991;67(6):1121–9.

[22] Jaffe ES, editor. Hematopathology. 2nd ed. Philadelphia: Elsevier; 2017.

[23] McHeyzer-Williams LJ, et al. Follicular helper T cells as cognate regulators of B cell immunity. Curr Opin Immunol. 2009;21(3):266–73.

[24] De Bruyn PP, Cho Y. Structure and function of high endothelial postcapillary venules in lymphocyte circulation. Curr Top Pathol. 1990;84(Pt 1):85–101.

[25] Girard JP, Moussion C, Forster R. HEVs, lymphatics and homeostatic immune cell trafficking in lymph nodes. Nat Rev Immunol. 2012;12(11):762–73.

[26] Moussion C, Girard JP. Dendritic cells control lymphocyte entry to lymph nodes through high endothelial venules. Nature. 2011;479(7374):542–6.

[27] Sainte-Marie G, Peng FS, Belisle C. Overall architecture and pattern of lymph flow in the rat lymph node. Am J Anat. 1982;164(4):275–309.

[28] Kondratowicz GM, et al. Rheumatoid lymphadenopathy: a morphological and immunohistochemical study. J Clin Pathol. 1990;43(2):106–13.

[29] Weiss LM, O'Malley D. Benign lymphadenopathies. Mod Pathol. 2013;26(Suppl 1):S88–96.

[30] Gould E, et al. Dermatopathic lymphadenitis. The spectrum and significance of its morphologic features. Arch Pathol Lab Med. 1988;112(11):1145–50.

[31] Gray MH, et al. Changes seen in lymph nodes draining the sites of large joint prostheses. Am J Surg Pathol. 1989;13(12):1050–6.

[32] Lee RE, Peters SP, Glew RH. Gaucher's disease: clinical, morphologic, and pathogenetic considerations. Pathol Annu. 1977;12(Pt 2):309–39.

[33] Cai Y, Shi Z, Bai Y. Review of Rosai-Dorfman disease: new insights into the pathogenesis of this rare disorder. Acta Haematol. 2017;138(1):14–23.

[34] Lamberty J, et al. Whipple disease: light and electron microscopy study. Arch Pathol. 1974;98(5):325–30.

[35] Stone JH, Zen Y, Deshpande V. IgG4-related disease. N Engl J Med. 2012;366(6):539–51.

[36] Kuo TT. Kikuchi's disease (histiocytic necrotizing lymphadenitis). A clinicopathologic study of 79 cases with an analysis of histologic subtypes, immunohistology, and DNA ploidy. Am J Surg Pathol. 1995;19(7):798–809.

[37] Amin MB, et al. American joint commission on cancer cancer staging manual. 8th ed. Springer International Publishing;

2017.

[38]　Das S, et al. Tumor cell entry into the lymph node is controlled by CCL1 chemokine expressed by lymph node lymphatic sinuses. J Exp Med. 2013;210(8):1509–28.

[39]　Fong Y, et al. Lymph node metastasis from soft tissue sarcoma in adults. Analysis of data from a prospective database of 1772 sarcoma patients. Ann Surg. 1993;217(1):72–7.

[40]　Schmid-Schonbein GW. Microlymphatics and lymph flow. Physiol Rev. 1990;70(4):987–1028.

[41]　Nathanson SD, Shah R, Rosso K. Sentinel lymph node metastases in cancer: causes, detection and their role in disease progression. Semin Cell Dev Biol. 2015;38:106–16.

[42]　Ruddle NH. Lymphatic vessels and tertiary lymphoid organs. J Clin Invest. 2014;124(3):953–9.

[43]　Paget S. The distribution of secondary growths in cancer of the breast. 1889. Cancer Metastasis Rev. 1989;8(2):98–101.

[44]　Peinado H, Lavotshkin S, Lyden D. The secreted factors responsible for pre-metastatic niche formation: old sayings and new thoughts. Semin Cancer Biol. 2011;21(2):139–46.

[45]　Harrell MI, Iritani BM, Ruddell A. Tumor-induced sentinel lymph node lymphangiogenesis and increased lymph flow precede melanoma metastasis. Am J Pathol. 2007;170(2):774–86.

[46]　Hirakawa S, et al. VEGF-A induces tumor and sentinel lymph node lymphangiogenesis and promotes lymphatic metastasis. J Exp Med. 2005;201(7):1089–99.

[47]　Hirakawa S, et al. VEGF-C-induced lymphangiogenesis in sentinel lymph nodes promotes tumor metastasis to distant sites. Blood. 2007;109(3):1010–7.

[48]　Cabioglu N, et al. CCR7 and CXCR4 as novel biomarkers predicting axillary lymph node metastasis in T1 breast cancer. Clin Cancer Res. 2005;11(16):5686–93.

[49]　Oliveira-Ferrer L, et al. Mechanisms of tumor-lymphatic interactions in invasive breast and prostate carcinoma. Int J Mol Sci. 2020;21(2):602.

[50]　Swerdlow SH, et al. WHO classification of tumours of haematopoietic and lymphoid tissues. 4th ed. Lyon: IARC; 2016. p. 421.

[51]　Brune V, et al. Origin and pathogenesis of nodular lymphocyte-predominant Hodgkin lymphoma as revealed by global gene expression analysis. J Exp Med. 2008;205(10):2251–68.

[52]　Jares P, Colomer D, Campo E. Molecular pathogenesis of mantle cell lymphoma. J Clin Invest. 2012;122(10):3416–23.

[53]　Ek S, et al. Nuclear expression of the non B-cell lineage Sox11 transcription factor identifies mantle cell lymphoma. Blood. 2008;111(2):800–5.

[54]　Brady G, MacArthur GJ, Farrell PJ. Epstein-Barr virus and Burkitt lymphoma. J Clin Pathol. 2007;60(12):1397–402.

[55]　Kelly GL, Rickinson AB. Burkitt lymphoma: revisiting the pathogenesis of a virus-associated malignancy. Hematology. 2007;2007(1):277–84.

[56]　Ferry JA. Burkitt's lymphoma: clinicopathologic features and differential diagnosis. Oncologist. 2006;11(4):375–83.

[57]　Dominguez-Sola D, Dalla-Favera R. Burkitt lymphoma: much more than MYC. Cancer Cell. 2012;22(2):141–2.

[58]　Li S, Young KH, Medeiros LJ. Diffuse large B-cell lymphoma. Pathology. 2018;50(1):74–87.

[59]　Alizadeh AA, et al. Distinct types of diffuse large B-cell lymphoma identified by gene expression profiling. Nature. 2000;403(6769):503–11.

[60]　Schmitz R, et al. Genetics and pathogenesis of diffuse large B-cell lymphoma. N Engl J Med. 2018;378(15):1396–407.